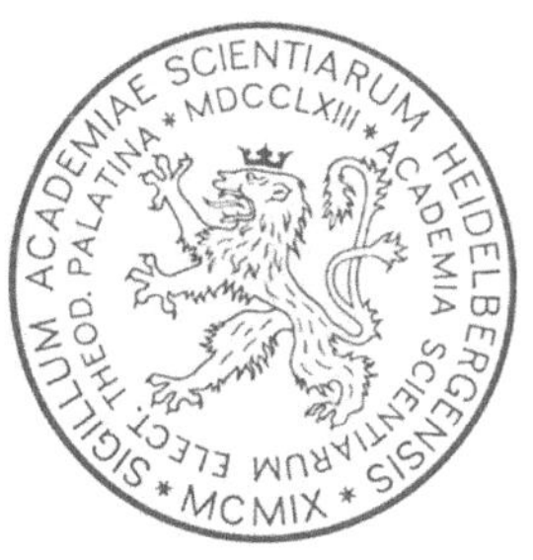

Sitzungsberichte der Heidelberger Akademie der Wissenschaften
Mathematisch-naturwissenschaftliche Klasse
Jahrgang 1978, 1. Abhandlung

Hans W. Doerr

Beiträge zur Epidemiologie von Infektionskrankheiten am Modell der humanen Herpesviren

Mit 39 Abbildungen

(Vorgelegt von R. Haas in der Sitzung vom 22. April 1978)

Springer-Verlag Berlin Heidelberg New York 1978

Priv.-Doz. Dr. med. Hans W. Doerr
Institut für Medizinische Virologie
Im Neuenheimer Feld, Bau 324
6900 Heidelberg

ISBN-13: 978-3-540-08992-6   e-ISBN-13: 978-3-642-46391-4
DOI: 10.1007/978-3-642-46391-4

© by Springer-Verlag Berlin · Heidelberg 1978
Softcover reprint of the hardcover 1st edition 1978

Universitätsdruckerei H. Stürtz AG, Würzburg
2123/3140-543210

ERRATUM

Betr.: Sitzungsberichte der Heidelberger Akademie der Wissenschaften
       Mathematisch-naturwissenschaftliche Klasse
       Jahrgang 1978, 1. Abhandlung
       Springer-Verlag Berlin Heidelberg New York 1978

Abkürzung für Enzymimmuntest

richtig: ELISA (Enzyme-linked immunosorbent assay)

Inhalt

1. Einleitung

Die Herpesviren sind in der belebten Natur mit ca. 50 befallenen Tierspecies weitverbreitete Infektionserreger. In der virologischen Klassifikation sind sie durch eine einheitliche morphologische Struktur gekennzeichnet: Alle Vertreter dieser Gruppe besitzen eine zentrale doppelsträngige DNS, eingeschlossen in ein ikosaederförmiges Kapsid mit 162 Kapsomeren. Nach außen ist das Nukleokapsid von einer lipidhaltigen Hülle (envelope) umgeben. Das infektionstüchtige, komplette Virion mißt 180 nm im Durchmesser. Als charakteristische Eigenschaft ihrer Gruppe können die Herpesviren unter Auflösung der Zwischenzellwände von einer infizierten Zelle zur anderen gelangen und so das Blut-Lymphbahnsystem umgehen (Herpes von $\ddot{\varepsilon}\rho\pi\varepsilon\iota\nu$ = kriechen). Dadurch entstehen Riesenzellen (Zytomegalie von $Z\acute{v}\tau o\varsigma$ = Zelle und $\mu\acute{\varepsilon}\gamma\alpha\varsigma$ = groß) und Syncytien. Trotz der hochgradigen elektronenoptischen Ähnlichkeit bestehen bei den einzelnen Herpesviren erhebliche biologische und immunologische Unterschiede, die sich in einer reichhaltigen Pathologie des Infektionsträgers niederschlagen. Beim Menschen sind bisher folgende Herpesviren bekannt:

1. Herpes-simplex-Virus (= Herpesvirus hominis; HSV)
   Typ 1 („orale")
   Typ 2 („genitale")
2. Varizellen-Zoster-Virus (VZV)
3. Cytomegalievirus (CMV)
4. Epstein-Barr-Virus (EBV)

Daneben existiert noch ein weiteres Herpesvirus, das den Menschen infizieren kann, das sogenannte B-Virus des Affen. Eine solche Infektion, die unter dem Bild einer Encephalomeningomyelitis stets letal verläuft, stellt jedoch immer nur einen Einzelfall dar (Affenbißwunde), wobei der Mensch das Endglied der Infektionskette bildet. Unter den humanen Herpesviren besitzt das HSV in den Nagetieren ein breites Wirtsspektrum, während die drei übrigen Vertreter dieser Virusgruppe praktisch nur auf den Menschen beschränkt sind.

Die Herpesviren verursachen beim Menschen eine Vielzahl ganz unterschiedlicher Krankheitsbilder, die teils seit langem bekannt sind

Tabelle 1. Zusammenstellung der wichtigsten durch die humanen Herpesviren verursachten Krankheiten

Herpesvirus	Primärerkrankung	Sekundärerkrankung	Fetopathie durch intrauterine Infektion
Herpes simplex	Gingivostomatitis herpetica, Vulvovaginitis h., Keratokonjunktivitis, Ekzema herpeticum, Meningitis/Encephalitis, Herpes generalisatus d. Neugeborenen	Herpes labialis, Herpes genitalis, Keratitis, Encephalitis, Hepatitis	möglich
Varicellen-Zoster	Varicellen (Komplikationen: Otitis, Pneumonie, Nephritis, Meningoencephalitis)	Zoster (=exanthemat. Neuroradikulitis), Keratitis, Otitis, Meningoencephalitis)	möglich (selten)
Cytomegalie	Speicheldrüsenkrankheit der Neugeborenen, Hepatitis (CMV-Mononukleose), interstitielle Pneumonie, Myokarditis, Nierenbefall, gastrointestinaler Befall, Guillain-Barré-Syndrom	rezidivierende Fieberschübe (Hepatopathie)	möglich (häufig)
Epstein-Barr-Virus	Infekt. Mononukleose, Guillain-Barré-Syndrom	inapparent	nicht sicher bekannt

und in fast allen klinischen Fächern der Medizin gelehrt werden, teils erst in neuerer Zeit aufgeklärt worden sind. Sie betreffen, beginnend mit der Embryonalentwicklung, jedes Lebensalter und reichen von inapparenten Infektionen über lokalisierte Efflorescenzen bis zu schwersten isolierten oder generalisierten Organmanifestationen (Tabelle 1).

Als klassisches Beispiel der latenten Infektion mit unregelmäßiger Virusexacerbation haben die Herpesviren früh das Interesse der Virologen und Immunologen gefunden. So gewinnt heute das Auftreten der Cytomegalie nach Bluttransfusionen und Nierentransplantationen zunehmende Aufmerksamkeit [53, 72, 76]. Die Frage, ob es sich dabei um endogene Reaktivierungen oder exogene Infektionen handelt, erfordert die genaue Charakterisierung der isolierten CMV-Stämme. Für die serologische Diagnostik ist es in diesem Zusammenhang wichtig, nicht nur Primärinfektionen, sondern auch floride Rezidiverkrankungen erkennen zu können, insbesondere auch wegen der großen Bedeutung der Herpesviren für intrauterine Infektionen [46, 47].

Seit der Entdeckung, daß animale Herpesviren Tumorkrankheiten erzeugen können (z.B. Herpesvirus saimiri und ateles beim Affen, Marek-Virus beim Huhn [65, 142]), hat die Herpesforschung einen zusätzlichen starken Auftrieb erhalten:

Das HSV Typ 2 wurde als Erreger des Cervixcarcinoms angeschuldigt [6, 33, 87, 89, 106], das EBV für die Entstehung des Burkitt- und des Schmincke-Tumors verantwortlich gemacht [142, 143]. In vitro kann man Zellkulturen mit HSV, CMV und EBV transformieren [1, 17, 25, 101, 103].

Aufgrund der großen klinischen Bedeutung der Herpesviren haben in den letzten Jahren überall auf der Welt epidemiologische Untersuchungen über die Verbreitung dieser Infektionserreger beim Menschen stattgefunden, insbesondere nachdem solche Arbeiten zur Assoziation zwischen Tumor- und Viruskrankheit beigetragen haben (so haben z.B. Cervixcarcinom-Trägerinnen häufiger Antikörper gegen das HSV Typ 2 als vergleichbare gesunde Frauen). Als wesentliche Methode wurde dabei, wie in fast allen Zweigen der Virologie üblich, die Antikörperbestimmung gegen das betreffende Herpesvirus herangezogen und der Prozentsatz der Antikörper besitzenden Bevölkerung angegeben. Die Komparabilität dieser Untersuchungen ist beschränkt. Das liegt einerseits an den verschiedenen, z.T. ausgefallenen Testmethoden, andererseits an der unterschiedlichen Testsensibilität selbst so verbreiteter Routinemethoden wie z.B. der Komplementbindungsreaktion. Weiterhin finden sich starke Abweichungen bei der Zusammenstellung der untersuchten Probandenkollektive (z.B. Altersgruppeneinteilung); zum größten Teil fehlt die Angabe von Streubereichen und die Fallzahlen sind niedrig.

In der vorliegenden Arbeit werden zu den Problemen der Epidemiologie und Diagnostik von Herpesvirusinfektionen Beiträge gegeben, die z.T. als Modell für die Epidemiologie von Infektionskrankheiten i.a. gedacht sind. Sie gliedern sich in folgende Abschnitte:

Auf der Grundlage von umfangreichen seroepidemiologischen Untersuchungen wird eine mathematische Darstellung der Populationsdurchseuchung und Infektionskinetik der humanen Herpesviren in der südwestdeutschen Region präsentiert. Die Brauchbarkeit dieser Standardisierungsmodelle wird am Beispiel verschiedener anderer Viruskrankheiten, von Mycoplasma pneumoniae- und Tuberkuloseinfektionen überprüft.

Zur Frage der klinischen Bedeutung von Herpesvirus-Rezidiverkrankungen werden Untersuchungen durchgeführt, die speziell auf die Problematik intrauteriner CMV-Infektionen abzielen. Daneben werden anhand eines umfangreichen Untersuchungsgutes serodiagnostische Möglichkeiten von HSV-Reinfektionen behandelt.

Mit Hilfe serologischer und molekularbiologischer Methoden wird die Stamm- bzw. Typendifferenzierung von Infektionen mit HSV und

CMV untersucht. Bei den molekularbiologischen Untersuchungen geht es um die genaue Charakterisierung von CMV-Isolaten, nachdem die Frage nach CMV-Subtypen bisher immer noch ungeklärt ist („molekulare Epidemiologie").

2. Methodik und Probanden

2.1 Bestimmung der Serumantikörper ohne Immunglobulindifferenzierung

2.1.1 Testdurchführung

Zur Bestimmung der Antikörper im Testserum gegen Virusantigene und Mycoplasma pneumoniae wurden die Komplementbindungsreaktion (KBR), der Neutralisationstest (NT), der Hämagglutinationshemmungstest (HHT), der indirekte Immunfluorescenztest (IFT) und der Antikomplementfluorescenztest (ACIFT) verwendet. Alle Tests wurden in der Mikrotechnik durchgeführt. Die Einzelheiten der Durchführung sind früheren Arbeiten zu entnehmen (Tabelle 2). Für den Fluorescenztest (indirekte Immunofluorescenz mit FITC-markiertem Anti-IgG bzw. Anti-Humankomplement (C_3)/Hyland, USA) wurden Aceton- bzw. Aceton/Methanol fixierte Zellausstriche (EBV-transformierte, bei $+33°$ C inkubierte Lymphocyten) bzw. Monolayer-Zellkulturen (CMV- bzw. HSV-

Tabelle 2. Zusammenstellung der Methoden zur Serumantikörperbestimmung ohne Ig-Differenzierung

Test	Antigen	Seropositive Antikörpertiter	Literaturstelle
KBR	CMV, VZV, HSV	$1 : \geqq 4$ (5)	13, 23, 102
	Mumps, Influenza B, Adenovirus, M. pneumoniae	$1 : \geqq 10$	
HHT	Masern, Röteln	$1 : \geqq 8$	29, 136
	Mumps	$1 : \geqq 16$	13
NT	Poliovirus 1–3, Coxsackievirus B 1–5	$1 : \geqq 8$	18, 43
	HSV	$1 : \geqq 20$	19
IFT	CMV, EBV	$1 : \geqq 16$ (8)	50, 113
	HSV	$1 : \geqq 10$	19
ACIFT	HSV	$1 : \geqq 10$	19

infizierte Humanfibroblasten) auf Deckgläschen verwendet. Zur Beurteilung kamen Zellkerneinschlüsse (VC-Antigen) bei EBV und CMV, bei HSV die cytoplasmatische Fluorescenz. Für die Neutralisationstests bei HSV dienten McIntyre (Typ 1) und MS (Typ 2) als Standardstämme; in die Enterovirusneutralisationstests wurden die Stämme Mahoney (Polio Typ 1), MEF (Polio Typ 2), Saukett (Polio Typ 3) bzw. Coxsackie-Virus-B-isolate als Antigene eingesetzt. Bei der KBR wurden in der Regel kommerzielle Antigene (Firma Behring) verwendet. Zur Anwendung in der KBR bei Herpes simplex und dem Cytomegalievirus wurden Viruspartikel komplett oder ohne Envelope (Nukleokapsid) präparativ gereinigt (s. 2.1.2).

2.1.2   Antigenpräparation

Menschliche, embryonale Lungenfibroblasten wurden in Rollerflaschen (Oberfläche ca. 1800 cm^2, Eagle's BHK Medium + 5% fötales Rinderserum) aufgezüchtet. Nach 24 h Wachstum wurden die Zellen mit 10 ml CMV-Suspension (10^5 TCID$_{50}$/ml; Stamm Ad 169, Davis oder Kullrich) infiziert und 5 Tage später durch Trypsinierung geerntet. Die Infektion mit HSV erfolgte auf geschlossenen Zellrasen ($10^{7,5}$ TCID$_{50}$/ml für HSV 1 (Stamm McIntyre), $10^{6,5}$ TCID$_{50}$/ml für HSV 2 (Stamm MS)). Die trypsinierten Zellen· von einer Rollerflasche wurden einmal in Phosphatpuffer (PBS; pH = 7,2) gewaschen, in Retikulocyt.-Stand.-Puffer (RSB; pH = 7,2) suspendiert und dann dreimal für 15 s beschallt (30 Watt). Nach einer Zentrifugation von 5000 g × 10 min wurde der Überstand mit dem nichtionischen Detergenz Lensodel NP 40 (Deutsche Shell GmbH) für 30 min bei 20° C in einer Endkonzentration von 2% inkubiert. Das Gemisch wurde dann auf ein Sucrosepolster pipettiert (5 ml 60% w/v und 20 ml 35% w/v Sucrose in RSB) und bei 80000 g × 2 h ultrazentrifugiert (SW 27 Rotor Beckman). Das Material auf dem 60% Zuckerpolster (Virusnukleokapside) wurde abpunktiert, gegen RSB-Puffer dialysiert und bei −70° C gelagert.

Der Überstand einer infizierten Rollerflasche (ca. 250 ml) wurde mit 20000 g × 2 h zentrifugiert. Das Sediment wurde in 10 ml RSB aufgenommen und dreimal für 5 min beschallt. Dieses Material wurde auf einen Sucrosegradienten (17–35% w/v) pipettiert und bei 30000 g × 40 min und 4° C in einem SW 27 Beckman Rotor zentrifugiert. Die abpunktierte, gegen RSB dialysierte Bande wurde zur Abtrennung von Mycoplasmen erneut in einem speziellen CsCl-Sucrose-Gradienten bei 110000 g × 2 h in einem SW 41 Beckman Rotor zentrifugiert. Der Gradient wurde präpariert mit einem Gradientenmischer, wobei die eine Lösung aus 35%iger Sucrose in RSB, die andere aus 35%iger Sucrose und CcCl (End-Dichte =

1,35 g/ml) bestand. Nach der Zentrifugation entstehen drei Banden, von denen die unterste nur Envelopevirus enthält. Abschließend wurde gegen RSB dialysiert und das Antigen bei $-70°$ C eingefroren.

Elektronenoptische Kontrolle

0,1 ml Nukleokapsid- oder Envelopeviruspräparation, 0,1 ml Latexpartikel (6×10^{11}/ml) und 0,025 ml mit einer 2%igen Phosphorwolframsäure wurden gemischt und auf ein Formvar-Gitternetzchen gesprüht. Die Auszählung erfolgte in einem Siemens Elmiscope 1A [110].

2.2   Bestimmung der Serum-IgM-Antikörper

2.2.1   Quantitative Bestimmung der Immunglobuline

Das Serum-IgM wurde nach dem Prinzip der radialen Immundiffusion auf S- bzw. Tripartigenplatten der Firma Behring (Marburg) nach einer von diesem Unternehmen herausgegebenen Arbeitsanleitung quantitativ bestimmt. Mit entsprechender Methodik wurde in einigen Serumproben auch die IgA- und die IgG-Konzentration gemessen (für IgG neben Tripartigenplatten auch LC-Platten).

Die virusspezifische Bestimmung der Serum-IgM-Antikörper erfolgte entweder durch die Isolierung der IgM-Fraktion aus dem Testserum und ihren Einsatz in den Neutralisations- bzw. Hämagglutinationshemmungstest, durch die indirekte Fluorescenzserologie oder durch einen Enzymimmuntest.

2.2.2   Isolierung der Serum-IgM-Fraktion

Die Serum-IgM-Antikörper wurden isoliert mit Hilfe einer Kombination von Antikörperfluorescenzmarkierung und einer Saccharose-Gradienten-Zentrifugation [112]. Nach dem Zentrifugationslauf kann die FITC-markierte IgM-Bande unter direkter Sichtkontrolle abpunktiert werden. Die IgM-Fraktion wurde gegen Phosphatpuffer (pH = 7,2) dialysiert und auf eine Endverdünnung von 1:5 konzentriert (Vacuumdialysator; Firma Sartorius/BRD). Die Kontamination von IgG-Molekülen wurde durch Testung mit der radialen Immundiffusion ausgeschlossen.

2.2.3 Bestimmung der Serum-IgM-Antikörper mit der indirekten Immunfluorescenz (IFT)

Die fluorescenzserologische Bestimmung der IgM-Antikörper gegen CMV und EBV erfolgte analog zum IgG-Test (s. 2.1.1) mit Anti-Human-IgM (Firma Dakopatts/Dänemark) vom Schaf und fluoresceinmarkiertem Anti-Schaf-IgG (Hyland Company Co./USA) [113, 114].

2.2.4 Bestimmung der Serum-IgM-Antikörper mit einem Enzymimmuntest (ELIZA-Technik)

Analog zum indirekten Immunfluorescenztest wurde ein Immunenzymtest erprobt, wobei an Stelle des fluoresceinmarkierten Anti-IgM-Antikörpers ein Peroxidase-Antikörper (Firma Dakopatts/Dänemark) tritt. Zum Test wurden drei verschiedene Antigene erprobt:

a) das KBR-Antigen für CMV der Firma Behring/Marburg,

b) gereinigte CMV-Nukleokapside (s. 2.1.2),

c) das isolierte Zellkernmaterial von CMV-infizierten Humanfibroblasten.

Zur Isolierung des Zellkernantigens wurden die CMV-infizierten Zellen einer Rouxflasche (nichtkonfluierender Zellrasen mit einem seit 5 Tagen bestehenden CPE) in 10 ml 0,5%igem KCl suspendiert (durch kräftiges Schütteln), sedimentiert und resuspendiert in 5 ml 0,4% KCl+1% NP$-$40 (s.o.) und mechanisch homogenisiert (Dounce-Homogenisator, Firma Braun/Melsungen). Das Homogenat wurde auf ein Saccharose-Polster pipettiert (0,25 M Saccharose in 0,4% KCl) und bei 700 g für 5 min zentrifugiert. Zum Sediment wurden 5 ml RSB+0,5% Rinderserumalbumin gegeben und das Ganze im Eisbad dreimal 2 s beschallt (Branson sonifier, Danbury/USA, 30 Watt). Nach einer weiteren Zentrifugation (5 min 1000 g) wurde der Überstand als Antigen benutzt (Lagerung nach Lyophilisation). Nach entsprechender Methodik wurde ein Kontrollantigen aus nichtinfizierten Zellen präpariert. 20 µl des jeweiligen Antigens wurden auf die Vertiefungen von speziellen Mikroplatten gegeben (Firma Assistent/Hamburg), luftgetrocknet und bei $-20°$ C Aceton-fixiert. Nach gründlicher Waschung mit PBS wurden die Platten in 20%igem Rinderserumalbumin in PBS für 10 min bei Zimmertemperatur inkubiert und wieder mit PBS gewaschen.

Testdurchführung

Aus dem Testserum wurde eine geometrische Verdünnungsreihe mit dem Faktor 2, beginnend mit der Verdünnung 1:64, hergestellt. 50 µl der jeweiligen Serumverdünnung wurde auf das fixierte Antigen pipettiert und 1,5 h bei 37° C inkubiert. Die Glasplatten wurden dann in PBS + 0,05% Tween 20 (Serva/Heidelberg) gewaschen (10 min bei Zimmertemperatur). Danach wurden 50 µl Enzym-Anti-IgM-Antikörper (1 : 50 verdünnt), Firma Dakopatts/Dänemark, hinzugegeben für eine Inkubation von 1,5 h bei Zimmertemperatur. Nach Waschung mit PBS-Tween für 10 min wurden 50 µl des Enzymsubstrates o-Phenylendiamin hinzugegeben (1 mg/ml in 0,1 M PBS + 0,03% H_2O_2, pH = 6). Die Ablesung erfolgte nach 15 min mit dem Erscheinen eines gelben Farbtones (= positiv, d.h. CMV-spezifische Antikörper vorhanden).

2.2.5   Probanden

Die Serumproben, die im Rahmen von Durchseuchungsstudien auf Antikörper gegen HSV, CMV, EBV, Röteln, Masern, Mumps, Influenza B, Adenoviren und Mycoplasma pneumoniae untersucht wurden, stammen aus dem Routinediagnostikbetrieb des Hygiene-Institutes der Universität Freiburg (1973 bis 1974). Die Abb. 4–6, 9, 10, 13 bis 20, 23 bis 26 enthalten die Angaben über Altersgruppeneinteilung und Fallzahlen.[1] Die letzten differieren in Abhängigkeit von den Bedingungen einer Routinediagnostik z.T. erheblich [21].

Zur Aufstellung der Antikörperkataster für VZV, Polioviren und Coxsackievirus B wurden „screening tests" mit nichtselektierten Probanden durchgeführt [18, 21, 43]. Nicht berücksichtigt wurden alle Fälle mit virusspezifischem IgM-Nachweis, vierfachem Titeranstieg in zwei Serumproben oder mit klinischen Zeichen der betreffenden Virusinfektion. Es fanden also ganz überwiegend nur solche Fälle Aufnahme, die aus differentialdiagnostischen Gründen mit dem betreffenden Virusantigen getestet worden waren.

Die Untersuchungen zur quantitativen Serum-IgM-Bestimmung wurden an Nabelschnurblutproben von 1000 klinisch nicht vorselektierten Neugeborenen (Universitäts-Frauenklinik Freiburg und verschiedene andere deutsche Frauenkliniken, die am PU-Programm der DFG [30] beteiligt waren), an 460 Blutproben von schwangeren Frauen zum Zeitpunkt der Geburt (Universitäts-Frauenklinik Freiburg) sowie an Blutproben von 69 nichtschwangeren gesunden Frauen (Medizinische Poliklinik der Universität Freiburg) durchgeführt [20]. Das isolierte Serum-IgM wurde 1 : 5, 1 : 10 und 1 : 20 verdünnt auf Antikörper in der KBR gegen Mumps, VZV und Parainfluenzavirus 1–3, im NT gegen HSV 1 und 2 sowie gegen

---

[1] In der ersten Altersgruppe wurden Probanden unter $^1/_2$ J. alt nicht berücksichtigt, um die diaplazentar bedingte Antikörperprävalenz zu eliminieren (s. 4.2.5).

Coxsackievirus B 1–5 und im HHT gegen Röteln, Masern sowie Influenzavirus A und B getestet. Als Negativkontrolle diente die IgM-Fraktion von Seren mit virusspezifischen Antikörpern nur in der IgG-Fraktion.

629 schwangere Frauen (Universitäts-Frauenklinik Freiburg) wurden mit teils mehreren Serumproben auf CMV-spezifische IgM-Antikörper untersucht. Von ihnen konnte bei 125 Neugeborenen auch eine Nabelschnurblutprobe auf diese Antikörper getestet werden. Zur Kontrolle wurde die Prävalenz von CMV-IgM-Antikörpern bei 225 nicht-schwangeren Frauen ähnlicher Altersgruppierung ermittelt. Bei den Neugeborenen mit positivem CMV-IgM-Test wurden Urinproben gesammelt und eine CMV-Isolierung auf Humanfibroblasten versucht (s. 2.3.1). Die in Abb. 34 (Patienten mit akuter Cytomegalie) und in Tabelle 14 aufgeführten 230 Serumproben (zur vergleichenden Untersuchung auf CMV-IgM-Antikörper mit dem ELIZA- und Immunfluorescenztest) erhielten wir von der laufenden Routinediagnostik des Freiburger Hygiene-Institutes [109–111].

Die Serumproben von 42 Personen mit Herpes-simplex-Infektion wurden ebenfalls dem Routinediagnostikbetrieb des Freiburger Hygiene-Institutes sowie dem des Stuttgarter Landesmedizinaluntersuchungsamtes entnommen; pro Patient wurden 1–4 Serumproben gesammelt [19].

2.3 Molekularbiologische Untersuchungen[2]

2.3.1 Virus und Zellen

Zur Anzüchtung der von uns untersuchten Cytomegalievirusstämme (Tabelle 20) wurden embryonale, humane Lungenfibroblasten, die in Eagle's minimal essential Medium + 5% fötales Kälberserum gehalten wurden, verwendet. Die frisch ausgesäten Zellen wurden mit einer Multiplizität von 0,5 PFU/Zelle infiziert. Das Virus wurde nach der Ausbildung eines maximalen cytopathischen Effektes, in der Regel 8 bis 10 Tage nach der Infektion geerntet.

2.3.2 Isolierung der Virus DNA

Die infizierten Zellen von 3–5 Rollflaschen (Oberfläche ca. 1500 cm^2) wurden gepoolt. Die Zellen wurden in das Nährmedium geschüttelt und bei 4000 g u. 10 min abzentrifugiert. Das Zellsediment wurde in 5 ml

---

[2] Durchgeführt im Rahmen des DFG-Projektes Do 157/2 [144, 145].

destilliertem H_2O mit einem Glas-Teflon-Mörser homogenisiert und erneut abzentrifugiert (4000 g, 10 min). Der Überstand wurde dann mit dem Virus vereinigt, das aus dem Erhaltungsmedium durch Ultrazentrifugation (40000 g, 1,5 h) sedimentiert worden war. Das Virus wurde dann gereinigt in einem linearen Saccharose-Gradienten (17–35% w/v in virus standard buffer (VSB; 0,01 M Tris-Puffer pH 7,4, 0,01 M KCl, 0,005 M EDTA)). Die sichtbare Virusbande, die nach einer Zentrifugation von 55000 g, 30 min bei 4° C entsteht, wurde mit einer Punktionsnadel abgezogen und mit einer weiteren Zentrifugation in VSB (55000 g, 1,5 h, 4° C) sedimentiert. Das Virus-pellet wurde in 0,2 ml VSB resuspendiert und bei −70° C eingefroren.

Die gereinigte Virussuspension wurde mit einer Inkubation in 0,1 × standard saline citrate (SSC; 0,15 M NaCl, 0,15 M Na-Citrat) mit 2% Sarkosyl NL 97 (Ciba Wehr) und 5 mM EDTA für 3 h bei +60° C lysiert. 2 ml der Suspension wurden auf 6 ml CsCl-Lösung (1,67 g/cm³ in 20 mM Tris ph 8,5 + 1 mM EDTA) pipettiert und bei 65000 g für 25 h bei 23° C zentrifugiert. Die Fraktionen wurden mit Hilfe einer Punktionsnadel vom Boden des Röhrchens abgetropft und der Refraktionsindex (R.I.) bestimmt. Die Virus-DNA wurde bei einem R.I. = 1,4008 gefunden, was einer Dichte von 1,7156 g/ml [55] entspricht und gegen 0,1 × SSC mit 0,001 M EDTA bei 4° C dialysiert.

2.3.3   DNA-Spaltung

Die DNA-Spaltung von 6 CMV-Stämmen (Town 125, Davis, Rauch, Feierabend, Ad 169, Kullrich) wurde durchgeführt in folgendem Testansatz: 330 μl CMV DNA (= 2 μg) wurden für 3 h bei 37° C mit 10 μl Eco RI (= 10 U. Miles Co., Indiana, USA) + 40 μl 10 mM Tris pH 9, 5 mM $MgCl_2$, 7 mM Mercaptoäthanol, 15 mM KCl inkubiert. Nach der Zugabe von 30 μl 0,5 M EDTA, 70 μl 3 M Na-Acetat, 500 μl H_2O wurden die DNA-Fragmente mit Chloroform-Isoamylalcohol extrahiert und nach einer Äthanolpräzipitation (30 min bei −20° C mit 135000 g 30 min bei 4° C abzentrifugiert. Das Pellet wurde in 30 μl H_2O und 10 μl Bromphenolblau-Saccharose (5 mg + 11 g Saccharose in 9 ml H_2O) resuspendiert und auf einem 3 mm dicken, 0,7%igem Agarose-Gel (Sigma, St. Louis, USA) bei 25 V für 16 h elektrophoretisch aufgetrennt. Die DNA-Fragmente wurden angefärbt durch Zugabe von 0,5 μl/ml Äthidiumbromid zum Elektrophorese-Puffer (40 mM Tris ph 7,8 10 mM Natrium-Acetat, 1 mM EDTA). Die angefärbten Banden wurden in UV-Licht sichtbar gemacht und photographiert.

Mit dem Restriktionsenzym Bam I (Biolabs, Beverly, Ma. USA; 10 μl Bam + 330 μl CMV DNA + 40 μl 10 mM Tris pH 7,5, 10 mM

$MgCl_2$ + 20 µl H_2O) wurden weitere DNA-Fragmentationsmuster der 6 CMV-Stämme (Rauch, Kullrich, Town 125, Davis, Kury, Ad 169) erzeugt.

2.3.4 Bestimmung der Schmelzkurven der CMV-DNA-Hybride

Die DNA eines bestimmten CMV-Stammes (Rauch) wurde in vivo radioaktiv markiert. 14 h nach der CMV-Infektion der Zellen wurde 1 µCi/ml ^{3}H-Thymidin (Amersham-Buchler, Braunschweig) in 5 ml Erhaltungsmedium pro Rollerflasche eingesetzt. Nach 2 h Adsorptionszeit wurden weitere 300 ml Erhaltungsmedium hinzugegeben. Die Zellen wurden 10 bis 14 Tage später abgeerntet und die Virus-DNA wurde isoliert, wie oben beschrieben (Referenz-DNA).

Für die weiteren Versuche konnte ein ungereinigter DNA-Extrakt der CMV-infizierten Zellen verwendet werden; die DNA-Extraktion wurde in Anlehnung nach einem von WOLF [141] beschriebenen Verfahren durchgeführt: Das restliche Zellsediment der in 2.3.2 beschriebenen Virusreinigung (in ungefähr 1 ml) wurde für 30 min bei 37° C mit 20 µl Sarcosyl, 50 µl 0,05 M Tris pH 7,4, 0,01 M EDTA und 10 mg Pronase (Merck, Darmstadt) lysiert. Das Lysat wurde mit einem gleichen Volumen Phenol und anschließend mit 2 Volumina eines Phenol-Chloroform-Isoamylalkohol-Gemisches extrahiert. Nach einer abschließenden Äther-Extraktion erfolgte eine Dialyse gegen 0.1 × SSC. Die extrahierte DNA wurde dann in einem KJ-Gradient (9 g KJ per 8 m DNA-Lösung + 0,5 ml 0,1 M Natriumpyrosulfit, 0,5 ml 0,06 M Natrium-Citrat, 0,5 ml 0,04 M K_2HPO_4; Einstellung des R.I. = 1,43 mit 0,02 M Tris pH 8,5) für 60 h mit 180000 g bei 20° C ultrazentrifugiert.

Die Fraktionen wurden vom Boden des Röhrchens abpunktiert und der R.I. in jeder 3. oder 4. Fraktion bestimmt. Die Fraktionen mit DNA wurden vereinigt und gegen 0,02 M Tris pH 8,5 und 1 mM Natrium-Pyrosulfit dialysiert, gefolgt von einer ausgiebigen Dialyse mit mehrfachem Pufferwechsel ohne Natrium-Pyrosulfit. Diese Mischung von cellulärer und Virus-DNA wurde lyophilisiert und in folgenden Test eingesetzt: 244 µl H_2O, 56 µl (0,5 µg) Referenz-DNA, 100 µg lyophilisierte Test-DNA, 50 µl 3 M NaCl, 50 µl 1 M EDTA, 50 µl 2 M NaOH und 0,5% Sarcosyl wurden inkubiert bei 100° C für 10 min (Denaturierung). Anschließend wurden 50 µl 2 M Tris und 50 µl 2 M HCl in einem Eisbad hinzugegeben, gefolgt von einer Inkubation bei 67° C für 6 h (Reasoziation). Die Einzelstrang-DNA wurde auf einer Hydroxylapatitsäule (Ø 1 cm, Länge 2 cm) mit 20 ml 0,14 M Phosphatpuffer (PBS) pH 6,8 + 0,4% Natriumdodecylsulfat (SDS) bei 60° C eluiert, die Doppelstrang-DNA mit 4 ml 0,4 M PBS + 0,4% SDS. Das zweite Eluat wurde mit H_2O auf ein Endvolumen von 11,24 ml verdünnt, um eine Molarität des PBS von 0,14 zu erhalten. Die Probe wurde dann auf verschiedene Schmelztemperaturen erhitzt (72,5; 75; 77,5 ... 97,5° C) und nach 2 min bei jeder Temperatur 1 ml entnommen und ins Eisbad gestellt. Von jeder Probe wurde über Hydroxylapatitchromatographie die einzel- und doppelsträngige DNA erhalten und die Radioaktivität in beiden DNA-Fraktionen gemessen.

Die Meßergebnisse wurden graphisch in einem Schaubild dargestellt mit den Schmelztemperaturen als Abszissen- und den Prozentsätzen Einzelstrang-/Gesamt-DNA-Radioaktivität als Ordinatenwerte. Eine mittlere Kurve wurde als Polynom dritten Grades mit Hilfe eines Computers (Rechenzentrum Freiburg) errechnet.

3. Statistische Auswertungen

3.1 Vorbemerkung

Mathematische Modellvorstellungen in der Epidemiologie von Infektionskrankheiten haben das Ziel, im bunten Erscheinungsbild von Infektionsausbreitung und Infektionsverlauf allgemeine Gesetzmäßigkeiten aufzuspüren, die die Möglichkeit für Voraussagen und wirksame Bekämpfung von Krankheitsausbreitung eröffnen. Obwohl der auf den klinischen Einzelfall konzentrierte Praktiker i.a. der medizinischen Statistik mehr skeptisch gegenübersteht, ist der Wert mathematischer Infektionsmodelle in den letzten Jahren besonders am Beispiel der Tuberkulosebekämpfung klar aufgezeigt worden [131]. Auch in allen anderen Bereichen der Epidemiologie – auch außerhalb der Infektionskrankheiten – findet der Mathematiker zunehmend mehr ein dankbares Operationsgebiet [94, 97].

Für alle epidemiologischen Überlegungen ist die Verknüpfung der Schlüsselbegriffe „Prävalenz" und „Incidenz" von entscheidender Bedeutung, dabei versteht man unter

Incidenz die Neuerkrankungsziffer,

d.h. die Häufigkeit des Neuauftretens einer bestimmten Krankheit in einer bestimmten Zeiteinheit, und unter

Prävalenz den Krankheitsbestand,

d.h. die Häufigkeit einer Krankheit in einer bestimmten Altersgruppe, was gleichbedeutend ist mit diagnostischer Erkennungsmöglichkeit. Bei konstanter Incidenz I und definierter maximaler Krankheitsdauer D sind diese beiden Parameter mit der Prävalenz P nach MENKEN und SHEPS (in [97]) durch $P = I \times D$ miteinander verknüpft.

Ein wichtiges Hilfsmittel in der Epidemiologie ist die Aufstellung von Antikörperkatastern pro Altersgruppe in der Bevölkerung. Dabei werden altersspezifische Prozentsätze der Immunitätslage gegen einen Krankheitserreger durch labordiagnostische Tests ermittelt. Unter Prävalenz verstehen wir in diesem Falle das Vorhandensein von Antikörpern pro Altersgruppe, unter Incidenz deren Zunahme (oder Abnahme) bei den Gruppen höheren Lebensalters. Anstatt also ein Kollektiv von Probanden im Laufe eines Lebensalters zu untersuchen, wird eine Querschnittuntersuchung aller jetzt lebenden Altersgruppen durchgeführt. Unter Annahme einer über größere Zeiträume hin konstanten Infektionsausbreitung bei einem Erreger und bei hohen Fallzahlen schafft man sich auf diese Weise die Möglichkeit, die Kinetik einer Infektionskrankheit zu beurteilen, ohne ein Kollektiv von Probanden lebenslang verfolgen zu müssen.

MUENCH [82] hat einfache mathematische Modelle angegeben, aus den Prävalenzraten einer im Querschnitt auf Antikörper gegen einen bestimmten Erreger untersuchten Population eine „Hochrechnung" auf die Incidenzen zu versuchen. Er ging dabei von den Vorstellungen einer chemischen Katalyse aus und nannte daher seine Berechnungsmethoden "catalytic models in epidemiology". Bisher sind seine Modelle in der Epidemiologie und speziell in der Virologie nur selten angewendet worden. Dort liegen Untersuchungen von MUENCH für Masern und Gelbfieber [82], von TRAENHART, HÖHER und KUWERT für die Beurteilung der Poliomyelitisimmunität [135] und von BERGER für Cytomegalie, Röteln und Mumps bei schwangeren Frauen vor [10].

Die katalytischen Modelle haben den Vorteil, einfache Infektionsparameter angeben zu können, die an keine starre Einteilung von Altersgruppen in den getesteten Populationen gebunden sind und eine quantitative Erfassung der Testsensibilität ermöglichen. Das komplexe Geschehen einer Infektionskinetik wird relativ einfach in mathematische Funktionen transformiert, wobei folgende Prämissen angenommen werden müssen:

Definiert wird ein Zustand A, der charakterisiert ist durch das Fehlen von spezifischen Antikörpern. Dieser Zustand A kann durch eine klinisch apparente oder inapparente Infektion in einen Zustand B überführt werden, der durch das Vorliegen von spezifischen Antikörpern im Serum charakterisiert ist, was eine frühere Infektion beweist. Die Zahl der Kontakte des infektiösen Agens pro Person und Zeiteinheit (= verantwortlich für die Antikörperbildung) wird als Infektionsziffer bezeichnet. MUENCH postuliert weiter, daß dieser Zustand B je nach Infektionsmodus reversibel sein oder aber in einen Zustand C übergehen könne, der einer Immunität des Individuums entspricht, deren serologisches Korrelat, der Nachweis von spezifischen Antikörpern, jedoch nicht möglich ist. Das kann entweder einem Absinken des Antikörpertiters unter ein von der Testspezifität abhängiges Niveau oder einem biologisch nicht näher zu definierenden Auftreten eines anderen Immunitätsschutzes entsprechen.

Die erneute Serokonversion, – unabhängig davon, ob nun eine erneute Empfänglichkeit gegenüber einem Infektionserreger besteht, oder ob die angewandte Nachweismethode ein negatives Ergebnis trotz Vorhandensein einer Immunität erbringt –, wird durch die Rückbildungsziffer beschrieben. TRAENHART et al. [135] weisen darauf hin, daß das Absinken der Antikörpertiter während einer längeren Zeitperiode unter einen bestimmten kritischen Wert oder die mangelnde Testsensibilität die wahre Infektionsdynamik verfälschen. Deshalb wurde vorgeschlagen, die Rückbildungsziffer b gleich Null zu setzen, um so als Resultat die wahre Durchseuchung zu bekommen [10].

In der vorliegenden Arbeit wird die Brauchbarkeit solcher Modellvorstellungen, deren Entwicklung wir modifiziert haben, am Beispiel der Herpesvirusgruppe, also für CMV, EBV und VZV, überprüft. Dabei werden verschiedene Labormethoden zur Erfassung humoraler Antikörper miteinander verglichen. Darüber hinaus sollen die angewandten Modellvorstellungen auch bei einigen anderen Viruskrankheiten, bei Mycoplasma pneumoniae und bei der Morbiditätsrate von Tuberkuloseinfektionen erprobt werden.

Zur Anwendung der „katalytischen" Modelle in der Epidemiologie sollte noch ausdrücklich betont werden, daß nicht immer eine sehr gute Übereinstimmung mit der aktuellen epidemiologischen Situation erwartet werden kann. Vielmehr kann es häufig aufgrund regionaler Epidemieausbreitungen zu erheblichen Abweichungen kommen, die allerdings gerade durch die Modelle wiederum charakterisiert werden können.

3.2 Berechnung der Infektionsprävalenz

Die Prävalenzraten der Seropositiven wurden als Prozentsatz pro Altersgruppe in der untersuchten Bevölkerung angegeben:

$$\frac{m}{n} \cdot 100 = \text{Prävalenzrate in } \%$$

m = Anzahl der Seropositiven, n = Anzahl der getesteten Probanden.

Seine 95%-Vertrauensgrenzen (p_r, p_1) wurden mit Hilfe der folgenden Formel berechnet [39]:

$$p_r, p_1 = \frac{m + 1/2 + c^2/2 \pm \sqrt{(m \pm 1/2)\left(1 - \frac{m \pm 1/2}{n}\right) + c^2/4}}{n + c^2}$$

Für $n > m > 0$ gilt $c = 1{,}96$ ($0 \pm c$ gibt das 95%-Vertrauensintervall für die standardisierte Normalverteilung).

Für die seropositiven Fälle wurde pro Altersgruppe der geometrische Mittelwert (GMW) der reziproken Titer und sein Streufaktor (S) errechnet:

$$\mathrm{GMW} = \tilde{x} = \mathrm{antilog}\,(\overline{\log x})$$

$$p_{\mathrm{r}}, p_1 = \tilde{x} \cdot \mathrm{antilog}\,(t \cdot S_{\overline{\log x}})^{\pm 1}$$

$$\overline{\log x} = \frac{\log x_1 + \log x_2 + \cdots + \log x_m}{m}$$

$x_1, x_2, \ldots, x_m = $ Einzelwerte der reziproken Antikörpertiter (x_{i}).

$$S_{\overline{\log x}} = \sqrt{\frac{\sum (\overline{\log x} - \log x_{\mathrm{i}})^2}{(m-1)m}}$$

($0 \pm t$ gibt den 95%-Vertrauensbereich der t-Verteilung an mit dem Freiheitsgrad $f = m - 1$).

3.3 Berechnung der Infektionsincidenz

3.3.1 Infektionskinetisches Modell I

Unter Annahme einer kontinuierlichen Infektionsausbreitung postulieren wir einen statistisch konstanten Prozentsatz q, der uns den Anteil der Bevölkerung angibt, der innerhalb eines definierten Zeitintervalls gegen den betreffenden Infektionserreger Serumantikörper (bzw. andere Krankheitszeichen) bildet (Incidenzrate/Jahr). Der korrespondierende Wert $p = 1 - q$ repräsentiert dann den Anteil der seronegativ gebliebenen Bevölkerung. Dann gelte für die Prävalenz der Seronegativen (z) nach t Jahren:

$$z = k \cdot p^t$$

mit $k = $ Anteil der „infektionsempfänglichen" Bevölkerung ($=$ relative Anzahl der Leute, die maximal infiziert sein können),

und die Prävalenz der Seropositiven (y):

$$y = k - z = k(1 - p^t),$$

oder mit $\ln p = -r$:

$$y = k(1 - e^{-rt}). \tag{Ia}$$

Wenn man eine solche Kurve zur Beschreibung der gemessenen Prävalenzraten konstruiert hat, läßt sich die jährliche Incidenzrate ableiten:

$$q = 1 - p = 1 - e^{-r}$$

$$q \approx r \quad \text{für} \quad r \leqq 0,1.$$

Die aktuelle Incidenzrate $\dfrac{dy}{dt}$ zu einem Zeitpunkt ist gegeben durch:

$$\frac{dy}{dt} = r(k - y).$$

Diese letzte Gleichung ist der Ausgangspunkt der „katalytischen Modelle" des amerikanischen Statistikers H. MUENCH ("catalytic models in epidemiology"), die für die Epidemiologie in Analogie zu sich selbst limitierenden chemischen Prozessen entwickelt worden sind. Er definierte r als „Zahl der effektiven infektiösen Kontakte pro Person und Zeiteinheit". Die Differentialgleichung zeigt, daß die Geschwindigkeit proportional zur Anzahl der empfänglichen seronegativen Bevölkerung ist.

Mittels der Poisson-Verteilung läßt sich der Anteil p_h der Personen in einer Population berechnen, die ein, zwei oder mehr infektiöse Kontakte (h) erleiden und darauf seropositiv reagieren (im Sinne eines „effektiven" infektiösen Kontaktes):

$$p_1 = \frac{e^{-r} \cdot r^1}{1!}, \quad p_2 = \frac{e^{-r} \cdot r^2}{2!}; \quad p_h = \frac{e^{-r} \cdot r^h}{h!}$$

und entsprechend denjenigen Bevölkerungsanteil mit mindestens einem effektiven infektiösen Kontakt ($=$ Incidenzrate):

$$q = 1 - \frac{e^{-r} \cdot r^0}{0!} = 1 - e^{-r}.$$

Wir haben k als denjenigen Anteil einer sich gleichmäßig ausbreitenden Infektion angesehen, der maximal infizierbar sein kann. Besser ist es jedoch, von „maximal als infiziert erkennbar" zu sprechen. In vielen Fällen ist es möglich, sich k als eine Resultante von einer „Infektionsziffer" a und einer „Rückbildungsziffer" b vorzustellen [82]. Die Infektionsziffer wäre dann die Anzahl der effektiven Infektionskontakte pro Person und Jahr, die Rückbildungsziffer ein entsprechender Parameter für den Verlust der Antikörper (oder anderer Infektionsmarker). Die Geschwindigkeit der diagnostizierbaren Infektionsausbreitung ist dann nicht nur der Zahl der Seronegativen, sondern auch derjenigen der Seropositiven proportional, und wir gelangen zu folgendem Ansatz:

$$\frac{dy}{dt} = a(1-y) - by.$$

Die Integration dieser Funktion (mit $y=0$ für $t=0$) führt zu:

$$y = \frac{a}{a+b}(1 - e^{-(a+b)t}). \tag{I b}$$

Indem man

$$r = a+b \quad \text{und} \quad k = \frac{a}{a+b}$$

setzt, gelangt man wieder zu obigem Ansatz. Rein rechnerisch hat sich also nichts geändert, wohl aber die Interpretation einer Durchseuchungskurve!

3.3.2 Infektionskinetisches Modell II

Bei Modell I sind wir stillschweigend davon ausgegangen, daß wir eine Reinfektion stets erneut diagnostizieren können. Es ist jedoch auch der Fall denkbar, daß nur Primärinfektionen nachweisbar sind. So können z.B. mit der Komplementbindungsreaktion keine Antikörper gegen das Mumpsvirusantigen nach einer lange zurückliegenden Infektion entdeckt werden. Dies führt zu einem Abfall der Antikörperkataster in den höheren Altersgruppen und verlangt einen folgendermaßen abgeänderten Differentialansatz:

$$\frac{dy}{dt} = a(1-x) - by,$$

wobei x die Gesamtheit der infizierten Probanden bedeutet. In diesem Fall ist die Infektionsdynamik, soweit sie durch Antikörperbildung beurteilt wird, proportional der Menge aller bisher Nichtinfizierten und der Menge der Seropositiven. Im Unterschied zu dem ersten Modell können hier nach einer durchgemachten Infektion wieder seronegativ gewordene Probanden nicht wieder seropositiv werden.

Indem man

$$\frac{dx}{dt} = a(1-x) \quad \text{und} \quad \frac{dz}{dt} = b(x-z)$$

setzt, läßt sich die Differentialgleichung nach y unter der Bedingung $y=0$, wenn $t=0$, eindeutig auflösen:

$$y = \frac{a}{a-b}(e^{-bt} - e^{-at}). \tag{II}$$

Tabelle 3. Transformationsmethodik (am Beispiel von VZV)

Alters-klassen (Jahre)	Klassen-mittelpunkt t	Prävalenz-raten y gemessen	Klassen-breite w	$A = y \times w$	$A \times t = tA$
0– 1	0,5	0,06	1	0,06	0,03
1– 4	3	0,2	4	0,8	2,4
5– 9	7,5	0,48	5	2,4	18,0
10–14	12,5	0,68	5	3,4	42,5
15–19	17,5	0,82	5	4,1	71,75
20–24	22,5	0,93	5	4,65	104,63
25–29	27,5	0,94	5	4,7	129,25
30–44	37,5	0,83	15	12,45	466,88
45–65	55	0,89	20	17,8	979,0
Summe				SA = 50,4	StA = 1814,4

$$\frac{StA}{SA} = \bar{t} = 36,0$$

$$\frac{\bar{t} \cdot 100}{65} = \bar{t}' = 55,4$$

$$\frac{SA \cdot 100}{65} = S'A = 78$$

$$k = \frac{S'A \text{ errechnet}}{S''A \text{ Tabelle}} = \tfrac{78}{86} = 0,91$$

$$r = r' \cdot \tfrac{100}{65} = 0,03 \cdot \tfrac{100}{65} = 0,123$$

Für den Fall $a = b$ wird die Funktion $y = at^{-at}$ herangezogen [82]. Im einfachsten Fall, nämlich wenn $b = 0$, gehen beide Modelle in eine gemeinsame Form über:

$$y = 1 - e^{-at}. \tag{III}$$

Die Erstellung der Modellkurven zu vorgegebenen Prävalenzraten wird im folgenden am Beispiel einer VZV-Antikörperkataster-Aufstellung (Tabelle 3) dargelegt.

3.3.3   Konstruktion der Modellkurven

Die Konstruktion der Kurven I bis III zu einer vorgegebenen Aufstellung von Prävalenzraten in den verschiedenen Altersgruppen kann entweder iterativ erfolgen mit Hilfe der Methode der „kleinsten Quadrate" (ein solches Rechenprogramm wurde mit Hilfe des Rechenzentrums Freiburg für einen Computer erstellt) oder auf einem graphischen Weg, der keinen Einsatz von Computern erfordert und daher hier in den Vordergrund gestellt werden soll.

3.3.3.1 Transformationsmethodik zu Modell I

In eine Tabelle (s. Tabelle 3) tragen wir für jede Altersklasse die Prozentzahl der Seropositiven/100 = y-*Wert*, die Klassenbreite w (Anzahl Lebensjahre pro Altersklasse) und den Klassenmittelpunkt t ein.

Die Summe der Produkte $y \cdot w = A$ ergibt den Wert SA (= Fläche des von den Antikörperkatastern gebildeten Histogrammes). Dann multiplizieren wir die Flächenanteile A mit dem dazugehörigen Klassenmittelpunkt t und addieren alle $t \cdot A$-Werte zu StA. Durch Division von $StA : SA$ erhalten wir $\bar{t}$. Für die so ermittelten $\bar{t}$-Werte hat MUENCH [82] Nomogramme aufgestellt, die es erlauben, die gesuchten k- und r-Werte zu ermitteln.

Um zur Berechnung dieses Nomogramm (Abb. 1) benutzen zu können, das auf der Basis von 100 Einheiten (Lebensjahren) aufgestellt ist, müssen wir zur Transformation unsere Werte ($\bar{t}$, SA) mit 100 multiplizieren und durch das Höchstalter der Altersgruppen (65 J.) dividieren:

$$\frac{t \cdot 100}{65} = \bar{t}' \qquad \frac{SA \cdot 100}{65} = S'A.$$

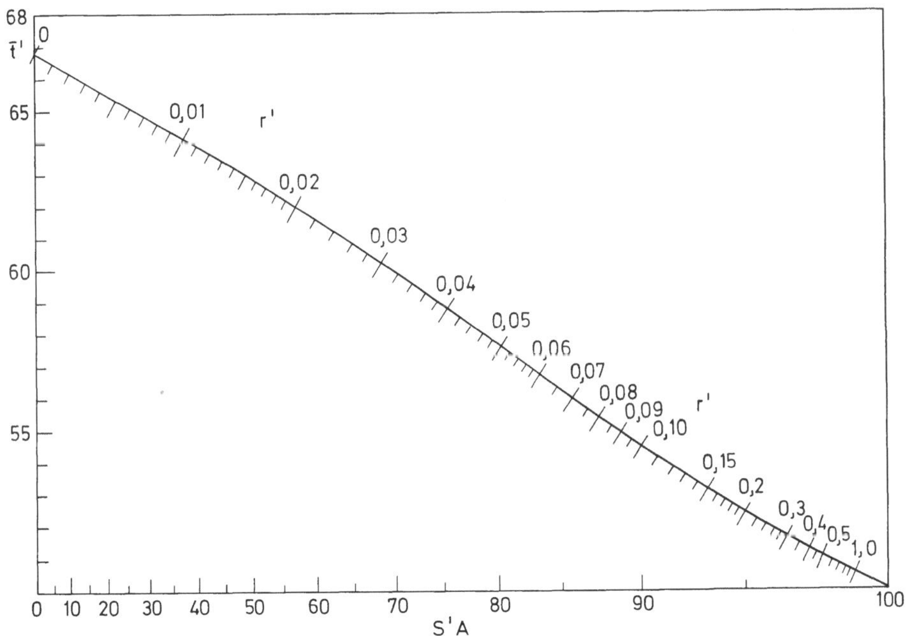

Abb. 1. Nomogramm von MUENCH [14] zur Ermittlung von r und k (Modell I) aus $\bar{t}'$ und $S'A$

Gehen wir nun auf dem Nomogramm (Abb. 1) von $\bar{t}'$ horizontal nach links, so erhalten wir das zugehörige r', von dem aus wir das Lot auf die Abszisse fällen, um S''A abzulesen. Die Division des errechneten S'A durch das im Nomogramm ermittelte S''A ergibt die Kurvenasymptote k; aus dem gefundenen r' bekommen wir durch Multiplikation mit 100 und Division durch 65 das gesuchte r unserer katalytischen Kurve. Wenn $k=1$, gilt S'A = S''A, so daß r' im Nomogramm (Abb. 1) mit Hilfe von S'A ermittelt werden kann, ohne $\bar{t}'$ zu benutzen.

3.3.3.2   Transformationsmethodik zu Modell II

Entsprechend zu Modell I errechnen wir die Werte SA, StA und $\bar{t}$. Diese transformieren wir wieder durch Multiplikation mit 100 und Division durch das Höchstalter (65 J.) in die Werte S'A und $\bar{t}'$, mit denen wir a' und b' auf dem zweiten Nomogramm (Abb. 2) ablesen können. Daraus erhalten wir durch Rücktransformation ($\times 100$/Höchstalter) die gesuchten Koeffizienten a und b.

Wenn eine Kurve nicht bei $y=0$ und $t=0$ beginnt, so kann man eine Koordinatentransformation vornehmen in dem Sinn, daß t' und y' als Startpunkt der Kurve willkürlich $=0$ gesetzt und alle t- und y-Werte um den entsprechenden Betrag reduziert werden.

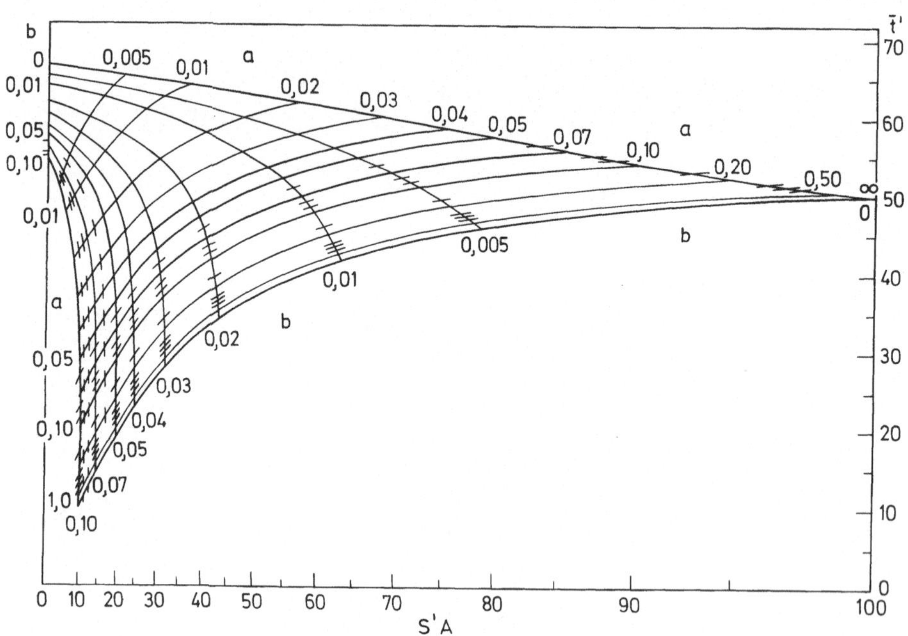

Abb. 2. Nomogramm von Muench [14] zur Ermittlung von a und b (Modell II) aus t' und S'A

3.3.4 Beurteilung der Kurvenadaptation

Über Annahme oder Ablehnung der Modellkurven als geeignete Beschreibung der Prävalenzraten entscheidet ein modifizierter χ^2-Test, mit dem die gemessenen Häufigkeiten mit den durch die Modellkurve theoretisch ermittelten verglichen werden:

$$\chi^2 = \sum \frac{\left(\dfrac{m_i}{n_i} - y_i\right)^2}{y_i(1 - y_i)} \cdot n_i.$$

Die Irrtumswahrscheinlichkeit P wurde aus Signifikanztabellen entnommen.

$P \leq 2\alpha = 0,01$ bedeutet, daß die theoretische Kurve signifikant von den Befunden abweicht. Die Anzahl der Freiheitsgrade ergibt sich aus der Zahl der Altersklassen minus 2. Über die Lage der Einzelkataster zu der Modellkurve geben deren 95%-Vertrauensbereiche Auskunft.

4. Ergebnisse und Diskussion

4.1 Untersuchungen über die Häufigkeit der praenatalen Virusinfektionen

In der Epidemiologie der Viruskrankheiten nehmen die intrauterinen Infektionen eine Sonderstellung ein, da sie – je nach Alter des betreffenden Fetus – besonders schwere Krankheitsschäden verursachen können. Zur Früherkennung von praenatalen Infektionen ist die Messung der IgM-Konzentration im Nabelschnurblut Neugeborener vielfach empfohlen worden [3, 119]. Der Serum-IgM-Gehalt beim Neugeborenen ist noch so niedrig, daß eine infektionsbedingte IgM-Antikörperbildung in vielen Fällen auch quantitativ in einer erhöhten Gesamt-IgM-Konzentration erkennbar ist [2].

Die Ergebnisse der Serum-IgM-Konzentrationsmessungen im Nabelschnurblut von 1000 Neugeborenen sind in Abb. 3 als Verteilungsschaubild zusammengestellt. Die meisten Werte finden sich zwischen 10–20 mg-%, einige Extremwerte übertreffen diesen Bereich jedoch ganz erheblich. Das in der klinischen Chemie häufig als Normalbereich benutzte Intervall $\bar{x} \pm 2$ s gibt etwa 30 mg-% als obere Grenze der „Normwerte" an, wobei eine Normalverteilung der Einzelwerte angenommen wird; bei

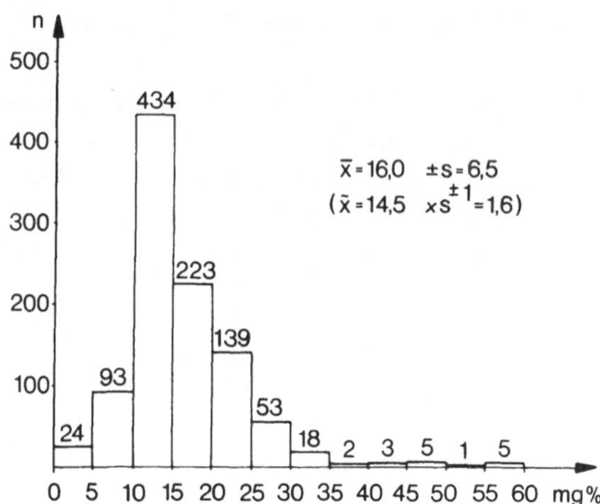

Abb. 3. Verteilung der Serum-IgM-Konzentrationen in Nabelschnurblutproben von 1000 Neugeborenen. Abszisse: IgM-Konzentration (mg%); Ordinate: n = Fallzahl (auf jeder Säule ist noch einmal die entsprechende Gruppenfallzahl angegeben). $\bar{x}$ = arithmet. Mittel; $\pm s$ = Standardabweichung des Einzelwertes, $\tilde{x}$ = geometrisches M.; $\cdot s^{\pm 1}$ = Streufaktor des Einzelwertes

37 mg-% ist der obere Grenzwert anzusetzen, wenn man von einer logarithmischen Normalverteilung ausgeht (Abb. 3).

Bei allen Nabelschnurseren-Werten von ≥ 30 mg-% wurde eine Analyse auf virusspezifische Antikörper durchgeführt. Dazu wurde die Serum-IgM-Fraktion mit Hilfe einer Kombination von Antikörperfluorescenzmarkierung und Saccharose-Gradienten-Zentrifugation isoliert und für eine Vielzahl von verschiedenen Virusantigenen in serologische Testverfahren eingesetzt (Tabelle 4): In 11 von 34 Fällen konnte ein virusspezifischer IgM-Antikörpernachweis erbracht werden. Dabei waren am häufigsten CMV-Infektionen (vier), gefolgt von Röteln (zwei), Influenza A und B (je zwei) und einer Coxsackievirus-B_2-Infektion.

Die betroffenen Säuglinge zeigten zum Zeitpunkt der Geburt bzw. zwei Wochen später kein klinisches Symptombild. Nur in einem Fall (Nr. 5 in Tabelle 4) war bei der Mutter eine Viruserkrankung (Röteln) klinisch und serologisch nachgewiesen worden (Serokonversion im HHT zu Beginn von Mens VIII von negativ auf 1:128). Ein Jahr post partum zeigte sich eine Persistenz der Röteln-Antikörper bei Mutter (1:128) und Kind (1:16). Das Kind wies keine klinischen Symptome auf. Bei allen Säuglingen mit erhöhten IgM-Werten wurde, um eine maternofetale Transfusion auszuschließen, auch der Serum-IgA-Spiegel bestimmt, da es eine diaplacentare Übertragung des IgA von der Mutter auf das Kind nicht gibt. Wir konnten nur in einem Fall IgA im Nabelschnurblutserum nachweisen (10 mg-%), alle übrigen Tests verliefen negativ (< 5 mg-%).

Tabelle 4. Zusammenstellung des Ergebnisses der Untersuchung auf virusspezifische IgM-Antikörper im Nabelschnurblut von 34 Neugeborenen mit einem Serum-IgM von ≥ 30 mg%

Virusspezifische IgM-Antikörper vorhanden gegen	Serum-IgM in mg%
1. CMV	36,5
2. CMV	30,0
3. CMV	55,5
4. CMV	50,0
5. Röteln	42,5
6. Röteln	30,0
7. Influenz B	32,0
8. Influenza B	45,5
9. Influenza A	43,7
10. Influenza A	30,0
11. Coxsackievirus B_2	32,0

Keine virusspezifischen IgM-Antikörper waren nachweisbar gegen HSV 1 und 2, EBV, VZV, Mumps, Masern, Parainfluenza 1–3

Bei dem betreffenden Säugling waren keine virusspezifischen IgM-Antikörper mit den verwendeten Virusantigenen entdeckt worden. Unter den nachgewiesenen Virusinfektionen ließ sich keiner virusspezifischen Antikörperbildung eine besonders hohe Serum-IgM-Konzentration im Nabelschnurblut des infizierten Säuglings zuordnen (Tabelle 4).

Je nach verwendeter Methodik bzw. statistischen Auswertungsverfahren wird in der Literatur eine Vielzahl verschiedener „Normalwerte" für die Serum-IgM-Konzentration im Nabelschnurblut von Neugeborenen angegeben [119]. Die meisten amerikanischen Autoren, die die radiale Immundiffusionstechnik verwendeten, haben 20 mg-% als oberen Grenzwert bezeichnet. Bei den im Handel befindlichen Testsätzen gibt es jedoch auch bei dieser Untersuchungsmethodik erhebliche Unterschiede: So lieferten z.B. die Standardseren der amerikanischen Firma Hyland bis zu 50% höhere Werte, wenn sie auf den von der Firma Behring (Marburg) gelieferten Immundiffusionsplatten nachgemessen wurden [71]. Es ist daher nicht so ohne weiteres möglich, auch bei der Verwendung kommerzieller Testsätze, einen Normwert aus der Literatur zu benutzen. Aufgrund der von uns ermittelten Werteverteilung haben wir 30 mg-% als oberen Grenzwert der Serum-IgM-Konzentration im Nabelschnurblut Neugeborener gewählt, womit 3,4% der Werte als »erhöht« gefunden wurden (gegenüber 5% bei amerikanischen Autoren). Bei der Analyse dieser Fälle konnten wir bei etwa einem Drittel virusspezifische IgM-Antikörper nachweisen. Das ist weit mehr, als man bei einer Reihenuntersuchung von Neugeborenen ohne vorherige quantitative Bestimmung des

IgM erwarten könnte. ALFORD [2] fand bei Säuglingen mit erhöhten Serum-IgM-Konzentrationen 42mal mehr Infektionen als bei solchen ohne erhöhte Werte. Dies ist sicherlich für bestimmte Viruserkrankungen nicht ganz zutreffend. In unserem Untersuchungsgut konnten wir nur bei 0,4% der Neugeborenen eine CMV-Infektion nachweisen, während durch andere Untersuchungsmethoden (z.B. Virusisolierung) bis zu 1% CMV-Infektionen entdeckt werden können [47]. Dennoch bleibt die quantitative Bestimmung des IgM, gemessen an ihrer einfachen Durchführung mit Hilfe der radialen Immundiffusion, als Suchmethode wertvoll, insbesondere auch deshalb, weil die infizierten Neugeborenen in der Regel keine klinische Symptomatik aufweisen [3].

Von den anderen in unseren Untersuchungen entdeckten Virusinfektionen sind die mit Influenza A und B noch besonders bemerkenswert. Die Geburten der Säuglinge mit Influenza A-IgM-Antikörpern fiel in eine Zeit, als in der ganzen BRD respiratorische Erkrankungen und Influenza A gehäuft auftraten (1. Quartal 1975). Über einen statistischen Zusammenhang zwischen Influenza-Infektion in der Schwangerschaft und hämatologischen Tumoren im frühen Kindesalter ist berichtet worden [15]. Es gibt kaum ein humanpathogenes Virus, von dem nicht die Möglichkeit zu einer intrauterinen Infektion beschrieben worden ist [30]. Der Hauptschwerpunkt ist jedoch neben Röteln auf die Herpesgruppe (CMV, HSV) zu legen.

4.2 Infektionskinetik der humanen Herpesviren

4.2.1 Varizellen-Zoster-Virus

Die Aufstellung der Antikörperkataster beruht auf einem Kollektiv von 859 Probanden, die mit der KBR auf VZV-Serumantikörper untersucht wurden. Die Einteilung und Fallzahlen der Altersgruppen sind der Abb. 4 zu entnehmen. Ausgehend von 7% Seropositiven bei den 0–1jährigen Kindern, zeigt sich in den folgenden Altersgruppen ein steiler kontinuierlicher Anstieg der Bevölkerungsdurchseuchung, bis in der Altersgruppe der 25–30jährigen das Maximum mit 94% seropositiv Reagierender erreicht wird. Wie aus den 95%-Vertrauensbereichen der Kataster ersichtlich, ergeben sich danach keine signifikanten Durchseuchungsänderungen mehr.

Die Gesamtheit der epidemiologischen Information kann in einer mathematischen Funktionsgleichung wiedergegeben werden. Die dafür erforderlichen rechnerischen Operationen wurden im Abschnitt 3.3.3 beschrieben. Die Funktionsgleichung für die VZV-Untersuchungen lautet

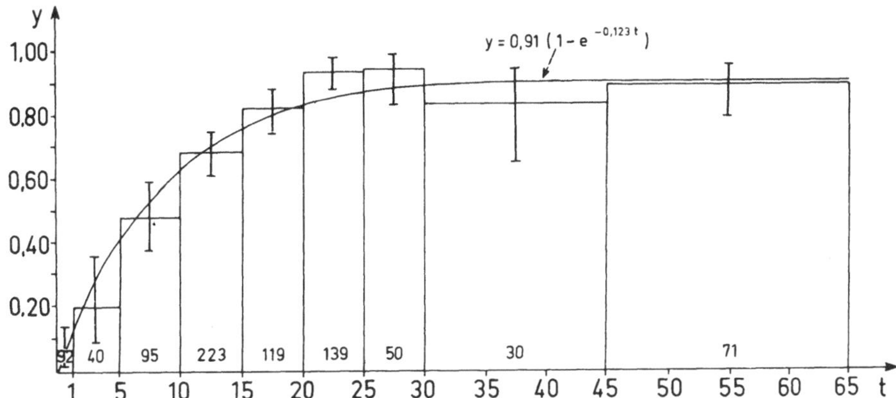

Abb. 4. Prävalenzraten der komplementbindenden Antikörper gegen VZV mit der „katalytischen" Kurve $y=f(t)$. $t=$Jahre; $y=$Anteil seropositiv; 95% Vertrauensbereich der Prävalenzraten. Die Fallzahlen jeder Altersgruppe sind am Fußende der einzelnen Kataster angegeben

demnach:

$$y = 0,91(1 - e^{-0,123\,t}).$$

Die Kongruenz zwischen Beobachtungswerten und Exponentialgleichung wurde durch den χ^2-Test überprüft und erbrachte mit $p > 0,075$ eine Annahme unserer Hypothese. Von den Einzelkatastern weicht lediglich die Gruppe der 20–25jährigen signifikant vom Modell I ab (s. Vertrauensbereiche).

Das angegebene Modell I muß theoretisch vom Infektionsmodus her gefordert werden, da es die Möglichkeit einer Reinfektion mit einer damit verbundenen erneuten Serokonversion beinhaltet: Auftreten der Zostererkrankung nach einer klinisch oder subklinisch durchgemachten primären Varizelleninfektion. Das Plateau, das sich in den höheren Altersgruppen ausbildet, kann auch als eine Resultante einer Infektionsziffer a und einer Rückbildungsziffer b, das die schwindende Nachweisbarkeit der humoralen Antikörper beschreibt, angesehen werden. Bei der hier ermittelten Kurve ist jedoch b so klein, daß $r \approx a$ gilt.

Die hohe Spezifität der KBR ist sowohl aufgrund unserer Ergebnisse als auch nach Erfahrungen anderer Untersucher [134, 139] sehr gut zur Aufstellung seroepidemiologischer Arbeiten über VZV geeignet. Kreuzreaktionen sind weitgehend ausgeschlossen [67]. Unser Ergebnis mit einer Sättigungsprävalenz von 91% deckt sich gut mit anderen Untersuchungen [134]. Voraussetzung für eine hochempfindliche Komplementbindungsreaktion ist die exakte Komplementvortitration sowie Durchführung des gesamten Tests im Eisbad. Die Ermittlung des Komplementtiters erfolgte bei uns in Verdünnungsschritten mit dem Faktor 1,1 [102]. Mit Hilfe der Einführung des mathematischen Modelles kann die Gesamtheit der Durchseuchung durch zwei Parameter exakt erfaßt werden. Darüber hinaus läßt sich die jahresdurchschnittliche Incidenzrate errechnen. Sie beträgt

$$q_r = 1 - e^{-0,123} = 11,6\%$$

der infektionsempfänglichen Bevölkerung.

4.2.2 Cytomegalievirus

Die seroepidemiologische Durchseuchungskurve für das Cytomegalievirus wurde mit zwei verschiedenen Methoden aufgestellt, mit der Komplementbindungsreaktion und dem Immunfluorescenztest.

Die KBR-Antikörperkatasteraufstellung, die auf einem Kollektiv von 3096 Personen beruht, ist in Abb. 5 dargestellt. Das Histogramm zeigt, daß die Durchseuchungsrate bei den 0–1jährigen mit 22% erheblich höher als bei VZV liegt. Danach ergibt sich ein insgesamt flacherer Anstieg, dessen Maximum mit 77% erst bei den über 60jährigen erreicht wird. Bei der Transformation der Beobachtungswerte in die katalytische Exponentialgleichung ergab sich die Funktion:

$$y = 0,74(1 - 3^{-0,061t}),$$

die in der Kongruenzprüfung der Werte durch den χ^2-Test nicht akzeptiert wurde ($p < 0,0005$). Insbesondere die jüngeren Altersgruppen weichen von der Modellkurve signifikant ab (s. Konfidenzintervalle). Dagegen erbrachte die Aufteilung des Kurvenanstieges in zwei getrennte Funktio-

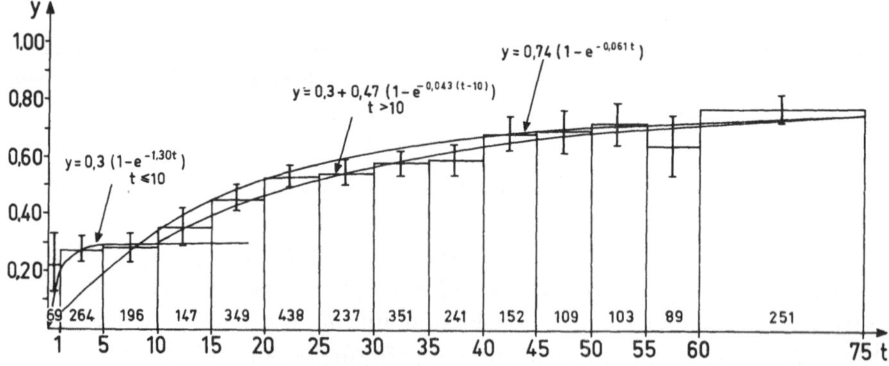

Abb. 5. Prävalenzraten der komplementbindenden Antikörper gegen CMV mit den „katalytischen" Kurven $y = f(t)$. Einzelheiten s. Abb. 4

Tabelle 5. Jahresincidenzraten q in der Seroepidemiologie von CMV, HSV und EBV. $k=$ Anteil infektionsempfänglicher Personen in der Bevölkerung; $q'=$ aus der KBR-Durchseuchungskurve transformierte Incidenzrate für CMV auf der Basis des IFT-k-Wertes (s. Text); $P=$ Irrtumswahrscheinlich des χ^2-Tests

Virus	Test	Zweiphasige Kurve						Stetige Kurve		
		0–10 Jahre			10–75 Jahre			0–75 Jahre		
		$q\,(q')$	k	p	$q\,(q')$	k	p	q	k	p
CMV	KBR	73% (55%)	30%	>0,07	4,2% (4,3%)	47%	>0,5	5,9%	74%	<0,0005
	IFT	57%	49%	>0,5	5,3%	46%	>0,8	8,6%	90%	<0,01
HSV	KBR	78%	35%	>0,01	11,6%	44%	>0,8	9,8%	78%	<0,0005
Typ 1+2	NT	86%	40%	>0,6	9,5%	41%	>0,9	8,0%	80%	<0,005
EBV	IFT	63%	80%	>0,1	7,7%	16%	>0,6	26,0%	95%	<0,0005

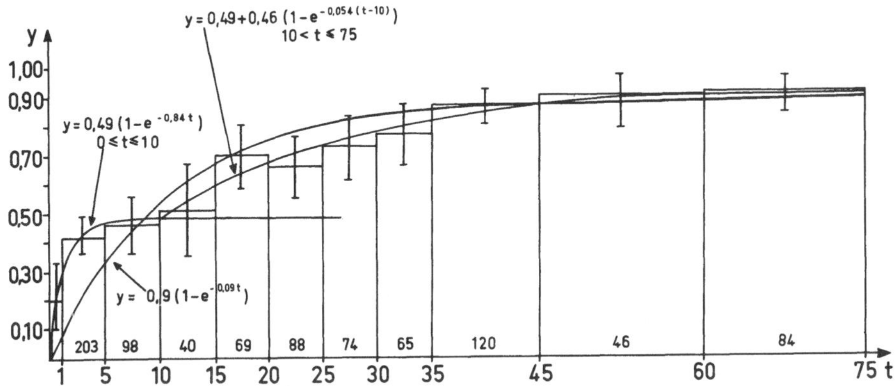

Abb. 6. Prävalenzraten der IFT-Antikörper gegen CMV mit den „katalytischen" Kurven. Einzelheiten s. Abb. 4. Die Fallzahl der ersten Altersgruppe beträgt $n=56$

nen eine sehr gute Transformationskongruenz (s. Tabelle 5). Zur Konstruktion wurde die Altersgruppe 10–15 J. für beide Teilkurven (0–15 J. und 10–75 J.) einbezogen. Es ergaben sich folgende Funktionsgleichungen:

$$y_1 = 0,3\,(1 - e^{-1,30\,t})$$

$$y_2 = 0,3 + 0,47\,(1 - e^{-0,043\,(t-10)}).$$

Zu einem entsprechenden Ergebnis kamen wir für die CMV-Seroepidemiologie, basierend auf der Antikörperbestimmung mit Hilfe des IFT (Abb. 6): Der Durchseuchungsstatus mit 21% bei den 0–1jährigen gleicht dem mit der KBR nachgewiesenen. Bis zum 15. Lebensjahr findet sich dann jedoch ein Anstieg bis zu 52% seropositiv reagierender Probanden. Das endgültige Maximum wird mit ca. 90% in der Gruppe der über 60jährigen erreicht. Im Vergleich zur KBR-Studie ergibt sich also eine zusätzliche Erfassung von ca. 13% Antikörperträgern, bedingt durch eine sensitivere Nachweismethode. Bei der Transformation der Werte in die katalytische Funktion nach MUENCH zeigte sich auch hier die Notwendigkeit der Aufteilung des Kurvenanstieges in zwei gesonderte Exponentialgleichungen, da die einphasige Funktion mit

$$y = 0{,}9(1 - e^{-0{,}09\,t})$$

im χ^2-Test nicht angenommen wurde ($p > 0{,}01$). Somit ergibt sich für den Altersbereich bis zu 10 J. die Funktionsgleichung:

$$y_1 = 0{,}49(1 - e^{-0{,}84\,t})$$

mit der Transformationskongruenz $p_1 > 0{,}5$
und für den Altersbereich 10–75 J.:

$$y_2 = 0{,}49 + 0{,}46(1 - e^{-0{,}054\,(t-10)})$$

mit der Transformationskongruenz $p_2 > 0{,}9$.

Damit läßt sich die gesamte Infektionsdynamik wieder mit Hilfe der zwei Parameter k und r charakterisieren. Die sich daraus ergebenden Incidenzraten q_r sind in der Tabelle 5 zusammengestellt.

Wir hatten bereits oben erwähnt, daß die Parameter k und r als Resultanten einer Infektionsziffer a und einer Rückbildungsziffer b gedacht werden können. Die Incidenzraten entstehen demnach aus der Differenz der Anzahl Probanden, die pro Zeitabschnitt seropositiv werden, minus derjenigen, die in der gleichen Zeiteinheit ihre Antikörper verlieren, also wieder seronegativ werden. Setzt man $b = 0$, so läßt sich über $q_a = 1 - e^{-a}$ eine theoretisch „wahre" Incidenzrate für die CMV-Ausbreitung berechnen. Für die Praxis lassen sich die KBR- und IFT-Antikörperincidenzraten über die Gleichung

$$r_{KBR} \times k_{KBR} = a = r_{IFT} \times k_{IFT}$$

beurteilen (s. Abschnitt 3.3.1). Unter der Annahme, daß die Größe a (Anzahl der infektiösen Kontakte pro Person und Jahr) unabhängig ist von methodischen Vorgängen, läßt sich so der r_{KBR}-Wert auf die k_{IFT}-Sättigungsprävalenz transformieren: Tatsächlich ergibt sich so – zumin-

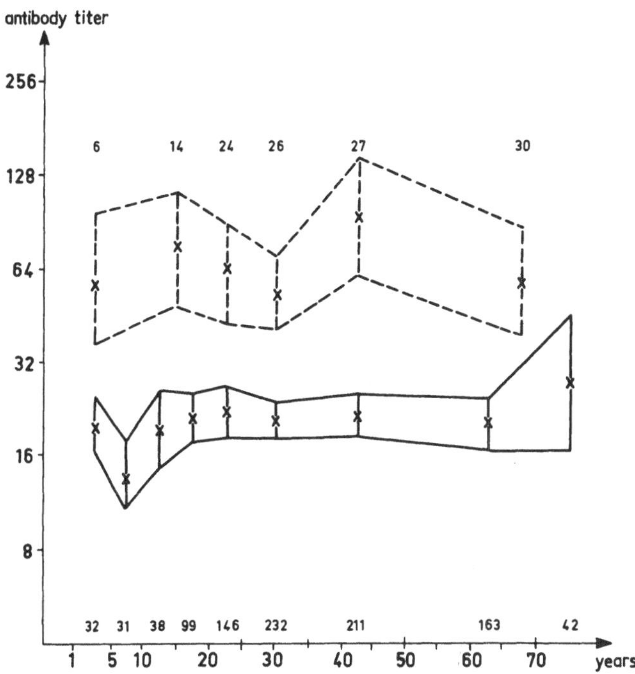

Abb. 7. Titermittelwerte mit 95% Vertrauensbereich der komplementbindenden Antikörper gegen CMV bei gesunden Seropositiven ($\times$/volle Linien) und Personen mit akuter Cytomegalie ($\times$/unterbrochene Linien) aus dem gleichen Zeitraum (1974). Die Fallzahlen jeder Altersgruppe sind unter (für die Gesunden) bzw. über dem Vertrauensbereich (für die Kranken) angegeben

dest für den ersten entscheidenden Kurventeil – eine gute Übereinstimmung der mit verschiedenen Labormethoden geschätzten Infektionskinetik q_r bzw. q'_r für die Cytomegalie (Tabelle 5).

Die Abb. 7 und 8 zeigen eine Gegenüberstellung für die altersmäßige Verteilung der geometrischen Titermittelwerte mit ihren 95%-Konfidenzintervallen sowohl für die gesunden als auch akut-infizierten Seropositiven (Titergipfel) bei KBR und IFT im zweiten Jahr der Auswertung (1974). Während sich bei den KBR-Titern jeweils eine Konstanz der Werte über alle Altersgruppen hinweg ausbildet, finden wir beim IFT durchschnittlich höhere Titer in den älteren Jahrgängen der gesunden Seropositiven; die Titergipfel bei den akut-infizierten Probanden sind dagegen weitgehend altersunabhängig. Dieser Befund unterstreicht die Tatsache der häufigen endogenen Cytomegaliereinfektionen. Wo Reinfektionen nicht die Regel sind, wie z.B. bei Röteln, finden sich in den höheren Altersgruppen niedrigere Durchschnittstiter (s. Abb. 22).

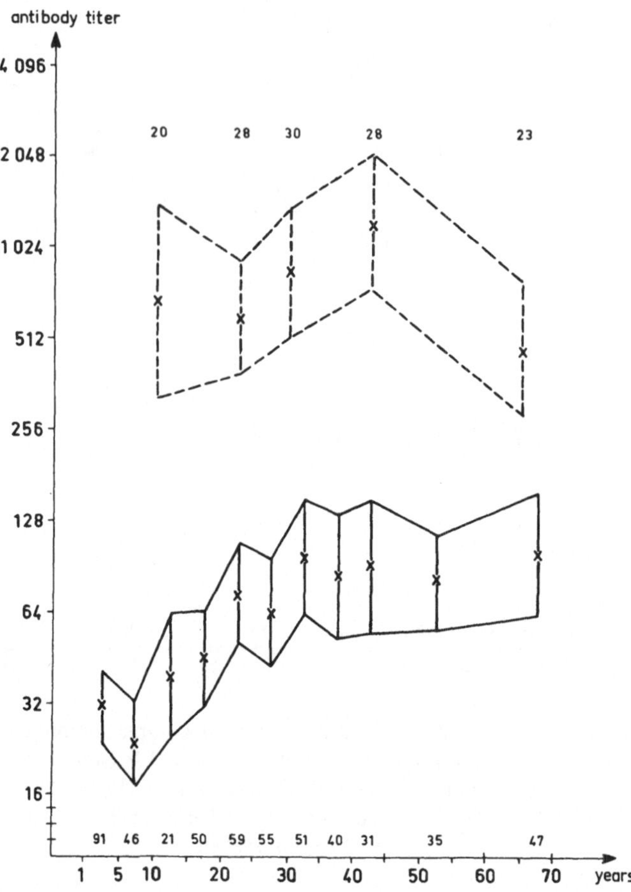

Abb. 8. Titermittelwerte mit 95% Vertrauensbereich der IFT-Antikörper gegen CMV bei gesunden Seropositiven (× /volle Linien) und Personen mit akuter Cytomegalie (× /unterbrochene Linien) aus dem gleichen Zeitraum (1974). Die Fallzahlen jeder Altersgruppe sind unter (für die Gesunden) bzw. über dem Vertrauensbereich (für die Kranken) angegeben

BERGER [10] überprüfte Durchseuchungskurven für CMV, die von verschiedenen Autoren [52, 127, 139] publiziert worden waren, und fand, daß in einigen Fällen eine stetige Exponentialkurve im χ^2-Test akzeptiert wird. In anderen Prävalenzstudien über das Vorkommen komplementbindender Antikörper gegen CMV erscheint eine zweiphasige Infektionsausbreitung wahrscheinlicher, wie sie auch durch unsere Untersuchungen bekräftigt worden ist. Besonders für die von WENTWORTH und ALEXANDER [139] gegebene CMV-Durchseuchungskurve, die mit hohen Fallzahlen in allen Altersgruppen durchgeführt worden ist, kann eine einphasige Exponentialkurve nicht adaptiert werden.

4.2.3 Epstein-Barr-Virus

Als besonderes Merkmal fällt hier ein extrem schneller Anstieg der Durchseuchung auf, die nahezu eine 100%ige Sättigungsprävalenz erreicht (Abb. 9).

Auch hier findet sich wieder ein zweiteiliger Kurvenverlauf, dessen erstes Plateau (im Alter von 5–15 J.) bei ca. 80% Seropositiver anzusetzen ist und keine Annahme einer Gesamtfunktion

$$y = 0{,}95(1 - e^{-0{,}307\,t})$$

im χ^2-Test zuläßt ($p < 0{,}0005$). Vielmehr waren wir auch hier zu der Konstruktion von zwei Teilkurven gezwungen:

$$y_1 = 0{,}8(1 - e^{-1{,}0\,t}) \quad \text{für} \quad 0 \leq t \leq 10$$

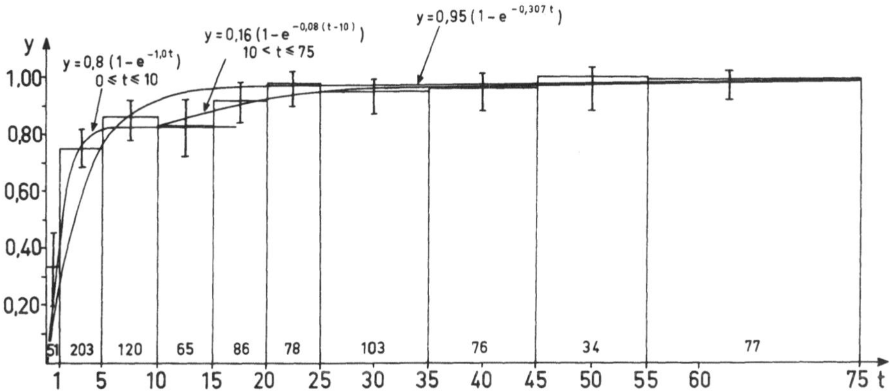

Abb. 9. Prävalenzraten der IFT-Antikörper gegen EBV (VC-Antigen) mit den „katalytischen" Kurven $y = f(t)$. Einzelheiten wie in Abb. 4

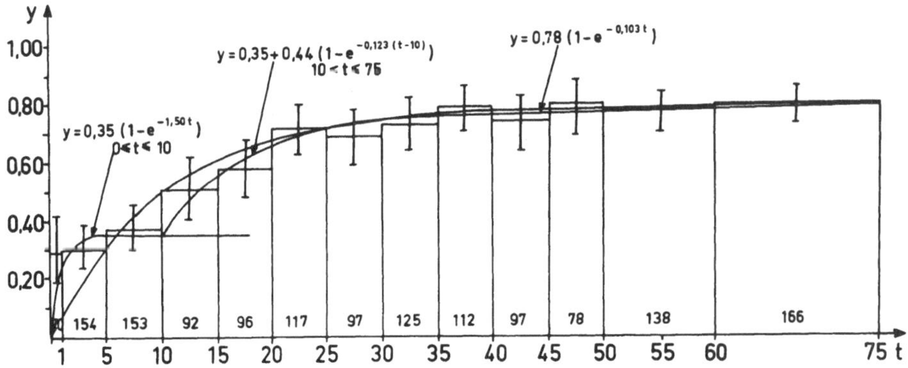

Abb. 10. Prävalenzraten der komplementbindenden Antikörper gegen HSV mit den „katalytischen" Kurven $y = f(t)$. Einzelheiten wie in Abb. 4

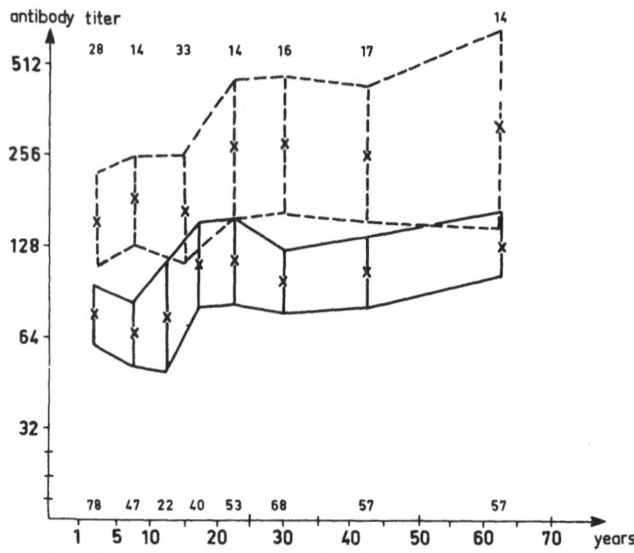

Abb. 11. Titermittelwerte der IFT-Antikörper gegen EBV (VC-Antigen) aus dem gleichen Untersuchungszeitraum (1974). Einzelheiten wie in Abb. 7

und

$$y_2 = 0,8 + 0,16(1 - e^{-0,08(t-10)}) \quad \text{für} \quad 10 < t \leq 75,$$

deren statistische Überprüfung mit dem χ^2-Test eine Annahme ergab (Tabelle 5).

Bei der Beurteilung der geometrischen Mitteltiter (Abb. 11) gilt wieder das für den CMV-IFT Gesagte: Der kontinuierliche Anstieg der Mitteltiter in den älteren Jahrgängen spricht auch hier für die relativ große Rate der endogenen Reinfektionen.

Die rasche Durchseuchung bereits im frühen Kindesalter wird bestätigt durch Studien in verschiedensten Teilen der Welt [40, 59, 81]. Aufgrund der hohen Prävalenzrate von 95%, die ab dem 20. Lebensjahr nicht mehr wächst, muß im Erwachsenenalter eine nahezu fast vollständige Sensibilisierung angenommen werden. Insbesondere gilt eine hohe Durchseuchungsdynamik bereits in jugendlichen Altersgruppen auch für sozioökonomisch gut gestellte Länder [32, 125]. In Entwicklungsländern fand man über 90% der Kinder unter 6 J. EBV-seropositiv [81].

Über die ermittelten, durchschnittlichen Incidenzraten gibt wieder die Tabelle 5 Auskunft.

4.2.4 Herpes-simplex-Virus

Für die Erstellung dieser Antikörperkataster wurde die KBR und der NT herangezogen. Die Einteilung der Altersgruppen mit ihren Fall-

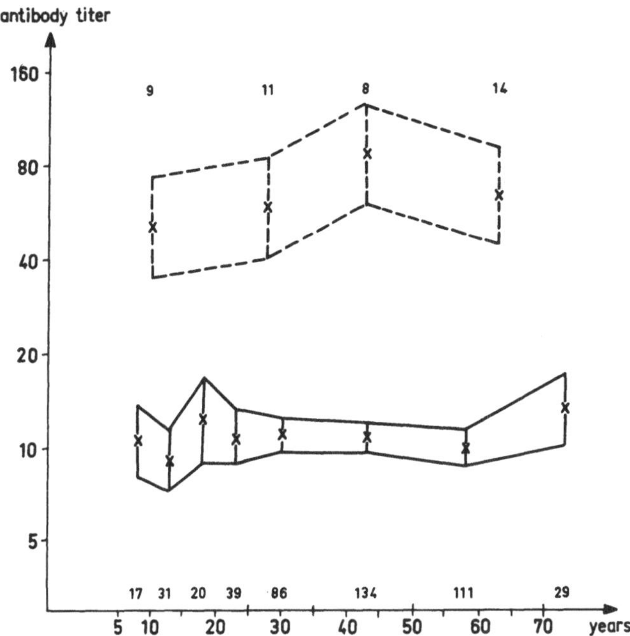

Abb. 12. Titermittelwerte der komplementbindenden Antikörper gegen HSV aus dem gleichen Untersuchungszeitraum (1974). Einzelheiten wie in Abb. 7

zahlen geht aus den Abb. 9 und 13 hervor. Wir finden wieder eine zweiphasige Durchseuchungskinetik, deren Funktionsgleichungen folgende sind:

KBR:
Gesamtkurve

$$y = 0,78\,(1 - e^{-0,103\,t})$$

Einzelkurven:

$$y_1 = 0,35\,(1 - e^{-1,50\,t}) \quad \text{für} \quad 0 \leqq t \leqq 10$$

$$y_2 = 0,35 \mid 0,44\,(1 - e^{-0,123\,(t-10)}) \quad \text{für} \quad 10 < t \leqq 75$$

NT:
Gesamtkurve

$$y = 0,8\,(1 - e^{-0,104\,t})$$

Einzelkurven:

$$y_1 = 0,4\,(1 - e^{-2,0\,t}) \quad \text{für} \quad 0 \leqq t \leqq 10$$

$$y_2 = 0,4 + 0,41\,(1 - e^{-0,1\,(t-10)}) \quad \text{für} \quad 10 < t \leqq 75.$$

Insgesamt ist die Adaptation der Funktionsgleichungen an die gemessenen Katasterhäufigkeiten (Tabelle 5) relativ schlecht (s. ersten Kurventeil der KBR-Aufstellung). Trotz höherer Mittelwerte der neutralisierenden im Vergleich zu den komplementbindenden Antikörpern (s. Abb. 12,

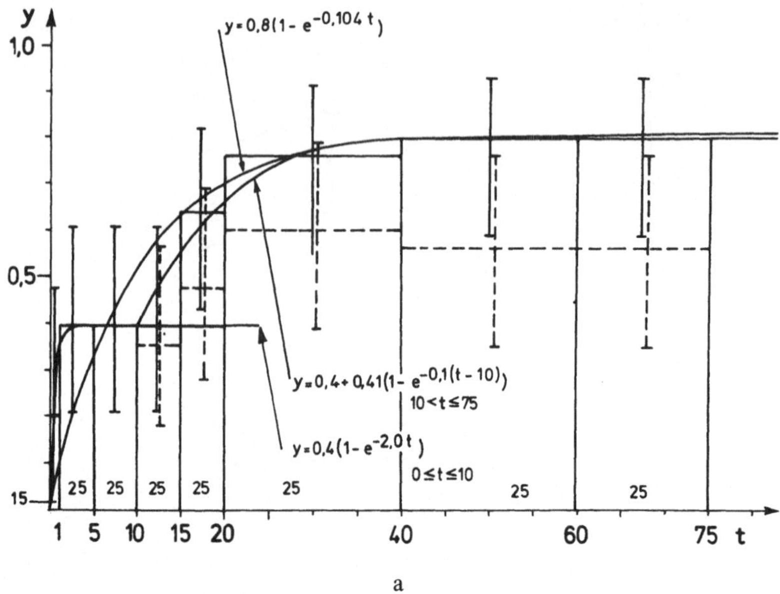

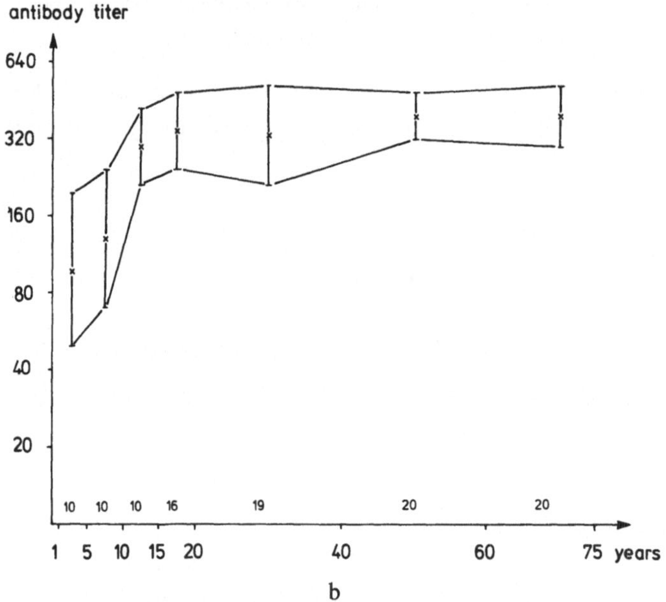

Abb. 13. a) Prävalenzraten der neutralisierenden Antikörper gegen HSV mit den „katalytischen" Kurven $y = f(t)$. Einzelheiten wie in Abb. 4. b) Titermittelwerte der neutralisierenden Antikörper gegen HSV Typ 1. (Es sind keine Probanden mit akuter Herpesinfektion dargestellt.) Einzelheiten wie in Abb. 7

13b) fanden wir mit dem NT keine höheren Prävalenzraten, so daß wir auch bei der Transformation des r-Wertes der KBR auf den des NT's keine bessere Übereinstimmung der mit den unterschiedlichen Methoden ermittelten HSV-Infektionskinetik fanden (Tabelle 5). Der zweiphasige Kurvenverlauf hat offensichtlich auch Gültigkeit bei Beschränkung auf die HSV Typ 1-Antikörper (Abb. 13a), wie aus einer Typisierung der neutralisierenden Antikörper gegen HSV 1 und 2 ersichtlich ist (die Typisierung erfolgte mit Hilfe der Berechnung der pN-Werte [86, 95]). Der Anstieg der neutralisierenden Antikörper in den älteren Jahrgängen beweist wieder die endogene Reinfektionsrate (Abb. 13b).

Die von uns ermittelten Prävalenzraten (sowohl KBR als auch NT) entsprechen weitgehend den von anderen Untersuchern in verschiedenen Regionen angegebenen [86, 87, 124, 139].

4.2.5 Beurteilung des postnatalen Antikörperabfalles

Der Altersbereich der 0–1jährigen wurde in vier Quartale aufgeteilt, um den Abfall der maternalen Antikörper postnatal darzustellen. Eine solche Aufstellung wurde für CMV, HSV und EBV durchgeführt (Abb. 14–16).

Es zeigt sich, daß in der Regel erst in den letzten beiden Quartalen die niedrigsten Prävalenzraten erreicht werden. Wegen der oft erst nach Monaten floride werdenden perinatalen Infektionen der Neugeborenen wurde der Mittelwert der letzten zwei Quartale willkürlich als die Prävalenzrate des ersten Lebensjahres festgesetzt [94]. Dies entspricht auch dem üblichen Vorgehen in der Literatur. Weiterhin wurde willkürlich die Infektionsrate zum Zeitpunkt der Geburt $y = 0$ gesetzt, unabhängig von den insbesondere bei CMV häufigen intrauterinen Infektionen (s. 4.1).

4.2.6 Diagnostische Auswertung der serologischen Befunde

In den Tabellen 6 bis 9 sind für CMV, EBV und HSV Titerverteilungen bei den gesunden und akut-infizierten Seropositiven zusammengestellt. Aus ihnen geht die Wahrscheinlichkeit hervor, ab welcher Titerhöhe mit einer floriden Infektion gerechnet werden muß. Das Vorliegen einer floriden Erkrankung wurde mit der virusspezifischen IgM-Antikörperbestimmung (Serumverdünnung $1 : \geq 64$) oder durch vierfachen Titeranstieg in zwei Serumproben festgestellt. Der Wert dieser Aufstellungen liegt in erster Linie für Laboratorien, die sich auf die üblichen Routinetechniken beschränken müssen (2.1.1). Darüber hinaus bilden sie eine Ergän-

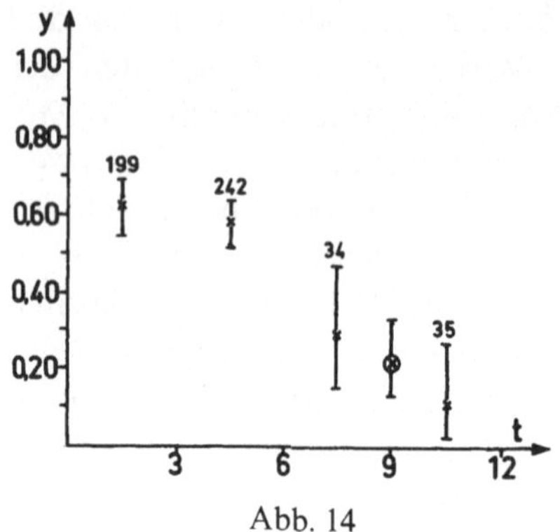

Abb. 14

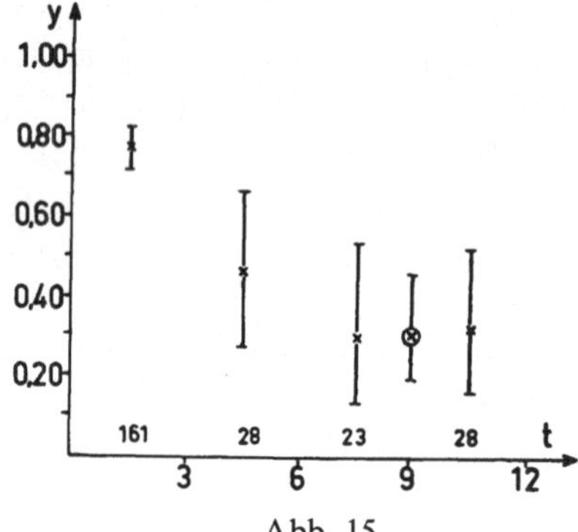

Abb. 15

Abb. 14. Prävalenzraten der komplementbindenden Antikörper gegen CMV im ersten Lebensjahr. f Monate, y Anteil seropositiv. × Prävalenzrate mit 95%-Vertrauensbereich; ⊗ Mittelwert der Prävalenzraten zwischen 6 und 12 Monaten. Die Fallzahlen sind über den Prävalenzraten angegeben

Abb. 15. Prävalenzraten der IFT-Antikörper gegen EBV im erstenn Lebensjahr. Einzelheiten wie in Abb. 14. Die Fallzahlen sind über der Abszisse des Schaubildes angegeben

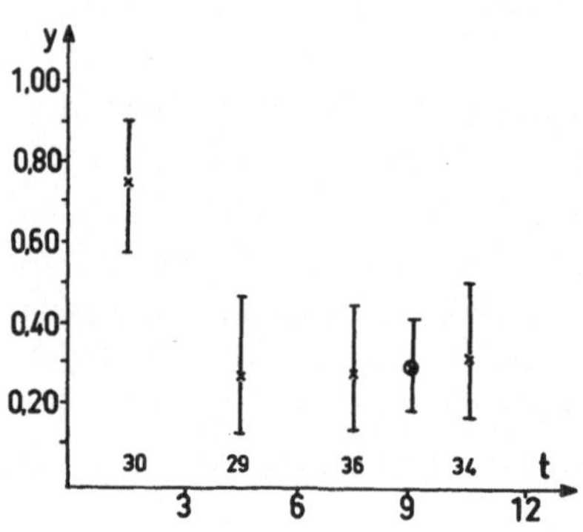

Abb. 16. Prävalenzraten der komplementbindenden Antikörper gegen HSV im ersten Lebensjahr. Einzelheiten wie in Abb. 14 u. 15

Tabelle 6. Titerverteilung bei gesunden und akut-infizierten Seropositiven. CMV-KBR

Reziproker AK-Titer	Gesamt-zahl	davon akut-infiziert	(%)	95%-Vertrauensbereich für die Incidenz von akuten Infektionen in %
4	135	3	(2,2)	0,4– 6,2
8	189	3	(1,6)	0,3– 4,5
16	305	12	(4,0)	2,0– 7,0
32	304	22	(7,3)	4,6–11,0
64	203	40	(19,7)	14,7–26,2
128	121	54	(44,6)	36,5–55,1
256	9	5	(55,6)	21,0–86,0

Tabelle 7. Titerverteilung bei gesunden und akut-infizierten Seropositiven. CMV-IFT

Reziproker AK-Titer	Gesamt-zahl	davon akut-infiziert	(%)	95%-Vertrauensbereich für die Incidenz von akuten Infektionen in %
8/16	186	1	(0,5)	0,1– 3,0
32	159	2	(1,3)	0,2– 4,4
64	78	4	(5,1)	1,4– 12,7
128	118	11	(9,2)	4,6– 15,9
256	96	27	(28,1)	19,4– 38,2
512	98	42	(42,9)	32,9– 53,2
1024	45	21	(46,7)	31,7– 62,1
2048	26	16	(61,5)	40,6– 80,0
4096	17	17	(100,0)	80,5–100,0
8192	12	12	(100,0)	64,3–100,0

Tabelle 8. Titerverteilung bei gesunden und akut-infizierten Seropositiven. EBV-IFT

Reziproker AK-Titer	Gesamt-zahl	davon akut-infiziert	(%)	95%-Vertrauensbereich für die Incidenz von akuten Infektionen in %
8/16	88	1	(1,1)	0 – 6,2
32	135	4	(3,2)	0,8– 7,5
64	177	22	(12,4)	8,0–18,5
128	166	42	(25,3)	19,1–32,4
256	127	34	(26,8)	19,4–36,0
512	68	28	(41,2)	29,4–53,8
1024	23	17	(73,9)	51,6–89,8

Tabelle 9. Titerverteilungen bei gesunden und akut-infizierten Seropositiven. HSV-KBR

Reziproker AK-Titer	Gesamt-zahl	davon akut-infiziert	(%)	95%-Vertrauensbereich für die Incidenz von akuten Infektionen in %
5	141	0		
10	196	0		
20	118	1	(0,8)	0 – 4,5
40	38	20	(52,6)	35,8– 69,0
80	16	13	(81,2)	54,4– 96,0
160	8	8	(100,0)	63,1–100,0

zung zu den Spezialmethoden, da aus neueren Befunden hervorgeht, daß bei Rekonvaleszenten IgM-Antikörper über einen größeren Zeitraum, als bisher angenommen, persistieren können [4].

Nach unseren Ergebnissen muß bei HSV ab einem Titer von 1:40 (KBR), bei CMV ab 1:128 (KBR) bzw. 1:1024 (IFT) und bei EBV ab 1:512 (IFT) mit einer 50%igen Wahrscheinlichkeit mit dem Vorliegen einer floriden Infektion gerechnet werden. Bei den IFT-Antikörperbestimmungen sind die Grenzwerte für junge Patienten etwa eine Titerstufe niedriger anzusetzen (s. Abb. 8 und 11).

Bei VZV fallen dagegen die Antikörpertiter (KBR) nach einer akuten Exazerbation in der Regel wieder auf niedrige Resttiter ab [75], die mitunter nur mit einer sehr empfindlichen Nachweistechnik festzustellen sind (s. 4.2.1).

4.3 Infektionskinetik anderer Viruskrankheiten und von Mycoplasma pneumoniae

4.3.1 Enteroviren

Für die mathematische Beschreibung der Prävalenzraten der neutralisierenden Antikörper gegen Polio- und Coxsackie-B-Viren wurde das Modell I angewandt. Vom klinischen Standpunkt aus gesehen erschien es sinnvoll, die Untertypen in je ein Diagramm zusammenzufassen. Die Abb. 17 gibt daher die Schutzrate gegen Poliomyelitis in der untersuchten Bevölkerung wieder, d.h. den Prozentsatz der Leute, die Antikörper gegen alle drei Poliovirustypen besitzen. Wie aus den 95%-Vertrauensbereichen hervorgeht, werden alle Prävalenzraten durch die Exponentialfunktion korrekt beschrieben mit Ausnahme der Altersgruppe 3–6 J. (zu hoch) und 6–9 J. (zu tief).

In der gleichen Weise verfuhren wir für Coxsackievirus B, wo die Abb. 18 die Immunitätslage gegen alle Untertypen mit Ausnahme von B_6 zeigt. (Dieses Virus spielt eine bedeutend geringere Rolle bei der

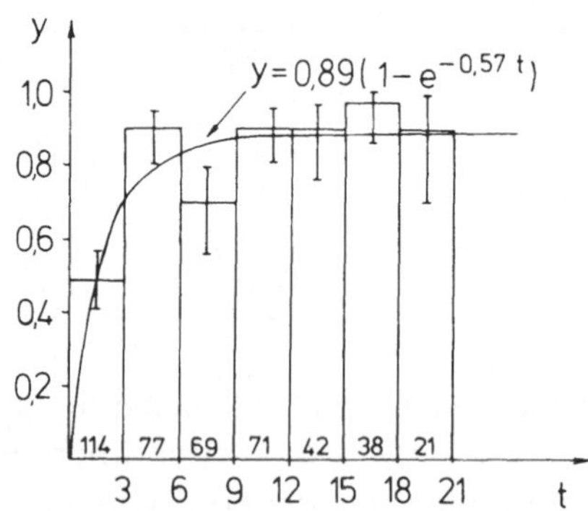

Abb. 17. Prävalenzraten der neutralisierenden Antikörper gegen Poliovirus 1–3 mit den katalytischen Kurven $y = f(t)$. Einzelheiten wie in Abb. 4

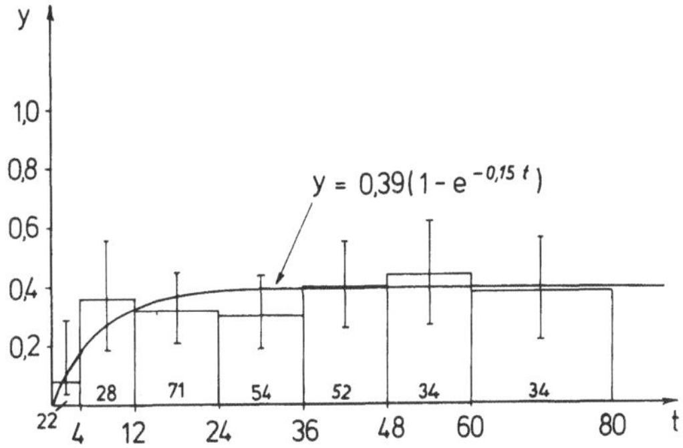

Abb. 18. Prävalenzraten der neutralisierenden Antikörper gegen Coxsackievirus B_{1-5} mit der katalytischen Kurve $y = f(t)$. Einzelheiten wie in Abb. 4

Verursachung von Infektionskrankheiten mit schweren klinischen Symptomen [18, 75].)

Die Annahme des Modells I muß allein schon aus theoretischen Gründen gefordert werden, da die neutralisierenden Antikörper bei den Enteroviren für die Ausbildung der Immunität verantwortlich sind. TRAENHART et al. [135] bewiesen, daß dies für Poliovirus Typ 1 zutrifft. Sie fanden $k = 0,9$ und $r = 0,203$. In unserer Studie konnten wir zeigen, daß selbst die Summierung verschiedener Untertypen in eine Kurve einer katalytischen Infektionsausbreitung gehorcht. In unserer Studie wurden die niedrigsten Prävalenzen für die Polioviren beim Typ 3, bei den Coxsackie-B-Viren beim Typ 5 gefunden (93% bzw. 47% im Erwachsenenalter), wie früher beschrieben wurde [18, 43]. Die Asymptote k der Antikörperkataster kann als ein Gleichgewicht von Personen angesehen werden, die Antikörper produzieren und verlieren. Diese Annahme wird bekräftigt durch den Befund, daß die mittleren Antikörpertiter gegen Coxsackievirus B in allen Altersgruppen konstant bleiben [18]. Ersetzt man k und r durch die Infektionsziffer a und die Rückbildungsziffer b, so lassen sich Aussagen über die Dauer der humoralen Immunität gewinnen: In Analogie zum Zuwachs der Seropositiven (y) gilt für ihre Abnahme, wenn jede Boosterreaktion ausgeschaltet wird:

$$y = e^{-bt},$$

woraus sich eine Halbwertszeit ($t_{0,5}$) für die Immunitätsdauer berechnen läßt:

$$t_{0,5} = \frac{\ln 0,5}{b}.$$

Sie beträgt für Poliovirus 11 Jahre, für Coxsackievirus B (mit Ausnahme von Typ 6) 7,6 Jahre. Es sollte noch betont werden, daß in der untersuchten Region die Immunität gegen Poliovirus hauptsächlich durch das SABIN-Impfprogramm bedingt ist. Alle Schätzungen über die Immunitätsdauer werden natürlich stark durch die Testsensibilität beeinflußt.

4.3.2   Masern und Röteln

Das Modell I wurde weiterhin erprobt in der Seroepidemiologie von Masern und Röteln, basierend auf der Bestimmung der hämagglutinationshemmenden Antikörper. Es kann in beiden Fällen akzeptiert werden (Abb. 19, 20), obgleich bei Röteln die erste Altersgruppe 0–5 J. signifikant von der theoretischen Kurve abweicht (s. Konfidenzintervall). Masern zeigt einen rascheren Immunitätsanstieg ($q_r = 28\%$) als Röteln ($q_r = 10\%$),

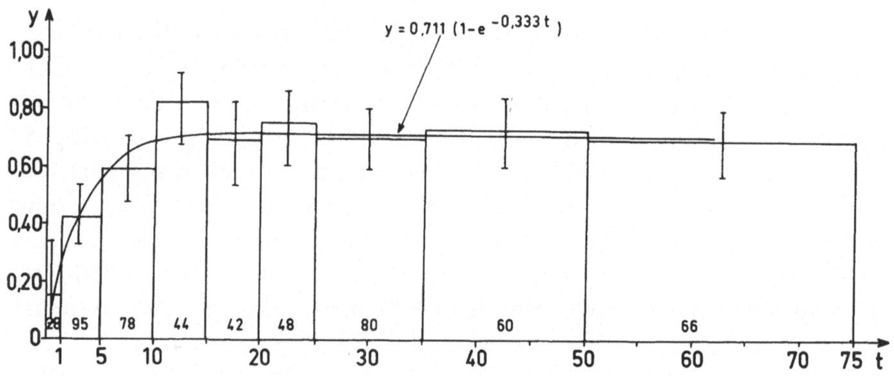

Abb. 19. Prävalenzraten der hämagglutinationshemmenden Antikörper gegen Masern mit der „katalytischen" Kurve $y = f(t)$. Einzelheiten wie in Abb. 4

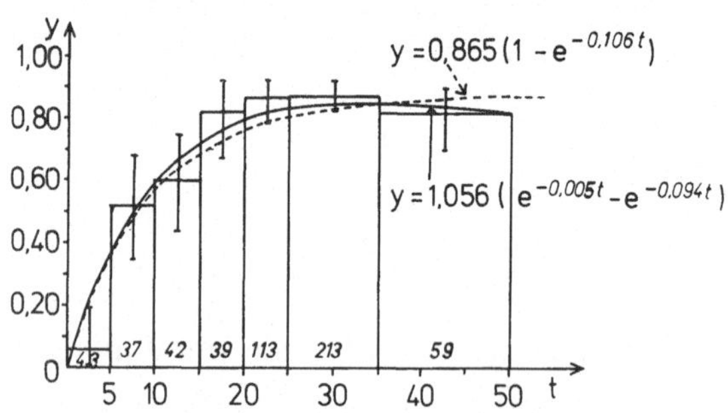

Abb. 20. Prävalenzraten der hämagglutinationshemmenden Antikörper gegen Röteln mit der „katalytischen" Kurve $y = f(t)$. Einzelheiten wie in Abb. 4

während dieses Virus wieder zu höheren Antikörperprävalenzen führt (Röteln $k = 86,5\%$, Masern $k = 71\%$). Bei den mittleren Antikörpertitern zeigt sich für Röteln in den höheren Altersgruppen ein deutlicher Abfall (Abb. 22), während bei Masern die Antikörperspiegel lebenslang konstant

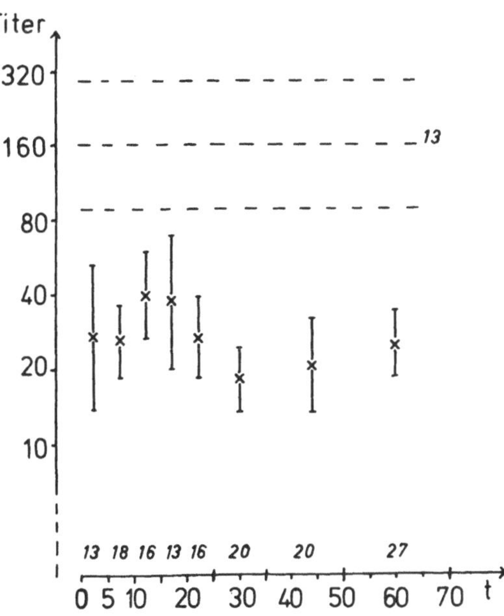

Abb. 21. Titermittelwerte mit 95%-Vertrauensbereich für die HHT-Antikörper gegen Masern bei Gesunden (senkrechte Balken) und bei Probanden mit akuter Maserninfektion (– – –) aus demselben Untersuchungszeitraum (1974). Die Fallzahlen jeder Altersgruppe sind unter den (für die Gesunden) bzw. innerhalb der 95%-Vertrauensgrenzen (für die Akut-Infizierten) eingetragen

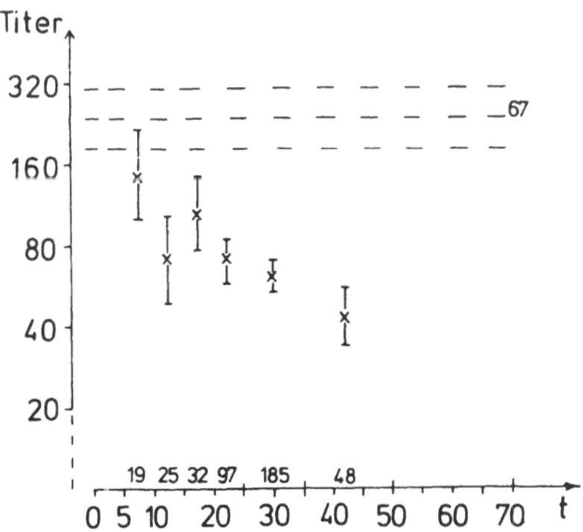

Abb. 22. Titermittelwerte für die HHT-Antikörper gegen Röteln bei Gesunden und Akut-Infizierten. Einzelheiten wie in Abb. 21

zu sein scheinen (Abb. 21). Daher testeten wir für die Beschreibung der Röteln-Antikörperkataster auch das mathematische Modell II. Gegenüber dem ersten Modell traten nur ganz geringe Unterschiede (Abb. 20) auf, jedoch ergab sich im χ^2-Test eine bessere Kongruenz zu den Meßwerten: $\chi_I^2 = 14{,}2$; 5 FG; $0{,}015 > p > 0{,}01$ und $\chi_{II}^2 = 10{,}3$; 5 FG; $0{,}07 > p > 0{,}065$). In diesem Modell werden abfallende Prävalenzraten in den höheren Altersgruppen erwartet. Leider konnten wir keine Probanden über 50 J. untersuchen wegen zu kleiner Fallzahlen. Keine fallende Tendenz konnte bei den Titergipfeln von Personen mit akuten Masern- bzw. Rötelninfektionen im Verlaufe der Lebensjahre beobachtet werden (Abb. 21, 22).

Hämagglutinationshemmende Antikörper im Serum werden bei Masern und Röteln als wertvolle Parameter für die Immunitätsbeurteilung angesehen. Dies konnte durch die Adaptation des Modells I für Masern bestätigt werden. Die Konstanz von Prävalenzraten und Antikörperspiegeln wird wahrscheinlich durch natürliche subklinische Reinfektionen unterhalten. MUENCH [82] konstruierte „katalytische" Kurven des ersten Modells für Masern in den USA auf der Basis von anamnestischen Angaben und fand k-Werte bis zu 100% ($k = 95\%$ in einer und $k = 96\%$ in einer anderen Studie). Übertragen auf ein Laborsystem würde ein Regressionskoeffizient von $b = 0$ notwendig sein, um dieses Ergebnis zu erreichen.

Für die Infektionskinetik bei Röteln läßt sich ein Infektionskoeffizient von $a = 0{,}092$ und eine theoretische Immunitätshalbwertszeit von 48,5 Jahren ermitteln, auf der Basis von Modell I. Diese geschätzte Infektionskinetik steht in guter Übereinstimmung von der von BERGER [10] angegebenen, die einen Mittelwert von zwei verschiedenen Studien darstellt ($a = 0{,}095$). Die in den höheren Altersgruppen abfallenden Antikörperspiegel und die gute Adaptation des zweiten Prävalenzmodelles an die Antikörperkataster weisen jedoch auf eine gewisse Anzahl Leute hin, die immun, aber im HHT seronegativ sind. Ihr Zuwachs kann mit $q_b = 1 - e^{-b} = 0{,}5\%$ der Seropositiven pro Jahr geschätzt werden ($b = 0{,}005$ in Modell II). Der Infektionskoeffizient a ($= 0{,}094$ in Modell II) als Maßzahl der infektiösen Kontakte pro Person und Jahr [82] wird nicht beeinflußt.

4.3.3 Mumps, Influenza B, Adenovirus und Mycoplasma pneumoniae

Für die Prävalenz der komplementbindenden Antikörper bei diesen Antigenen sollte theoretisch das Modell II gefordert werden, da gewöhnlich die Antikörpertiter nach einer akuten Infektion verschwinden, obwohl die Immunität persistiert. In allen Fällen konnte auf diese Weise

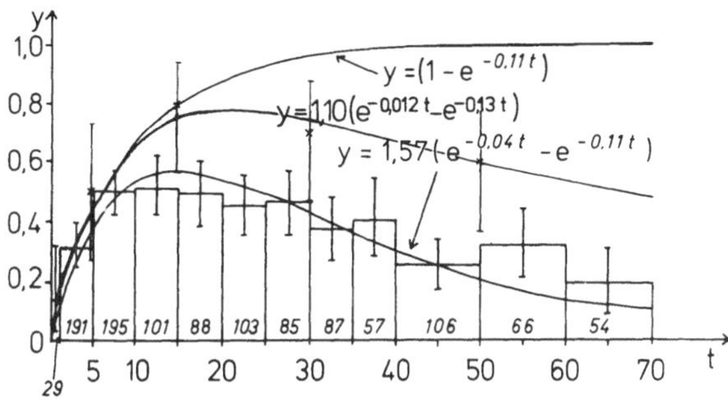

Abb. 23. Prävalenzraten der komplementbindenden (senkrechte Balken) und hämagglutinationshemmenden Antikörper ($\times$/Balken) gegen das Mumpsvirus mit 95%-Vertrauensgrenzen und der „katalytischen" Kurve $y = f$ (t). Einzelheiten wie in Abb. 4. (Die Fallzahl jeder Altersgruppe der HHT-Durchseuchungskurve beträgt $n = 20$). $y = 1 - e^{-0,11t}$ gibt die „wahre" Durchseuchungskurve an

die mathematische Beschreibung durchgeführt werden, wobei mehr oder weniger Abweichungen der tatsächlichen Antikörperkataster von der Modellkurve vorkamen, wie mit Hilfe der Konfidenzintervalle beurteilt werden kann (Abb. 23). Der Koeffizient a bildet den Paramter für die Anzahl Neuinfizierter/Zeit, b den Parameter für den Verlust des diagnostizierbaren Zeichens einer durchgemachten Infektion. Indem man $b = 0$ setzt, wird es theoretisch möglich, „wahre" Durchseuchungskurven zu konstruieren. Die Position der „wahren" Prävalenzkurve für Mumps (KBR) konnte durch die Bestimmung der hämagglutinationshemmenden Antikörper, die eine wesentlich längere Persistenz als die komplementbindenden besitzen, bestätigt werden. Eine Stichprobe von 80 nicht vorselektierten Probanden ergab eine Durchseuchungskurve von HHT-Antikörpern mit einem sehr ähnlichen Infektionswert $a = 0,13$ zu dem der KBR-Antikörper mit $a = 0,11$, während der Regressionskoeffizient $b = 0,012$ weniger als ein Drittel betrug (KBR $b = 0,04$). Der KBR-Wert wurde für die Konstruktion der „wahren" Durchseuchungskurve verwendet, die eine zunehmende Anzahl von immunen Personen ohne diagnostizierbare Antikörper anzeigt. In einer Stichprobe von schwangeren Frauen im Alter von 16 bis 40 Jahren hat BERGER [10] einen Infektionskoeffizienten berechnet ($a = 0,101$) unter Verwendung von Modell II, der in guter Übereinstimmung zu unserem Ergebnis steht.

Von besonderem Interesse für die Beurteilung unserer mathematischen Modelle ist auch die Seroepidemiologie von Influenza B, die auf der Bestimmung der komplementbindenden Antikörper aus zwei verschiedenen Jahren beruht (1973 und 1974) (Abb. 24). Durch eine Verbesserung des Testsystems (sorgfältigere Komplementtitration), welche durchschnittlich höhere Antikörpertiter erbrachte, wurden im zweiten

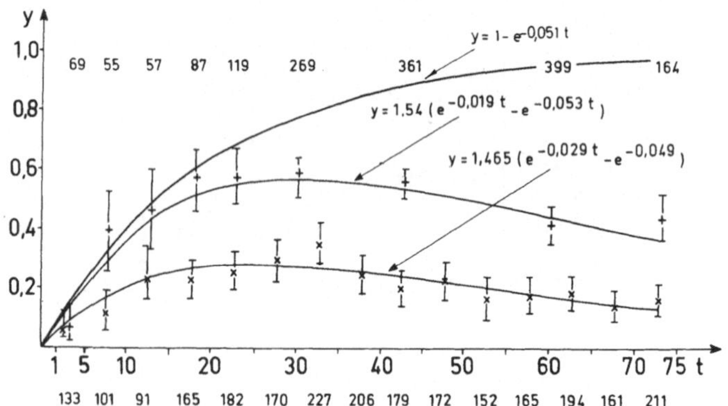

Abb. 24. Prävalenzraten der komplementbindenden Antikörper gegen Influenza B mit 95%-Vertrauensgrenzen und der „katalytischen" Kurve $y = f\,(t)$ und zwei Untersuchungsjahren. (×/Balken 1973; +/Balken 1974. Die „wahre" Durchseuchungskurve wurde aus dem arrithmetischen Mittelwert des a-Wertes beider Jahrgänge konstruiert. $y = 1 - e^{-0,051\,t}$. Die Fallzahlen sind unter der Abszisse (1973) bzw. über denKurven (1974) eingetragen.

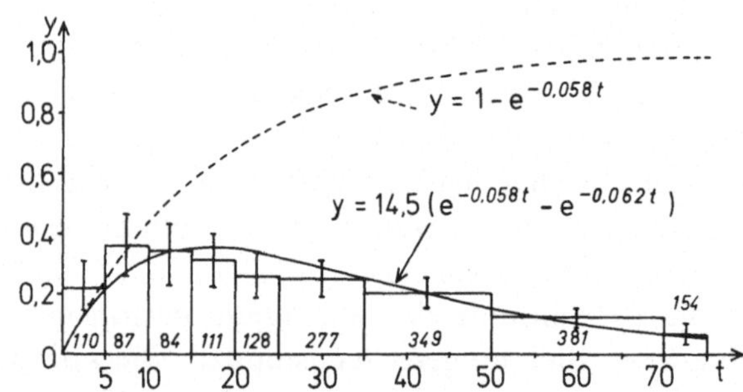

Abb. 25. Prävalenzraten der komplementbindenden Antikörper gegen Adenovirus mit den 95%-Vertrauensgrenzen und der „katalytischen" Kurve $y = f\,(t)$. Einzelheiten wie in Abb. 4. „Wahre" Durchseuchungskurve $y = 1 - e^{-0,0058\,t}$

Testjahr höhere Prävalenzraten erzielt. Wie es jedoch – bei gleicher epidemiologischer Situation – erwartet werden muß, wurde der Infektionskoeffizient a dadurch nicht beeinflußt, während b aufgrund der reduzierten Serokonversionsschwelle etwas kleiner wurde. Mit dem arithmetischen Mittel der beiden a-Werte wurde die „ideale" Durchseuchungskurve konstruiert.

Die Situation bei den Adenoviruskatastern, die mit der KBR erstellt wurden (Abb. 25), ist gerade umgekehrt wie bei den Enteroviren: Die gezeigte Durchseuchungskurve gibt eine Information über den infektiösen Kontakt mit *mindestens* einem Typ, da in der KBR ein gruppenspezifisches Antigen verwendet wurde. Dies mag die relativ schlechte Adapta-

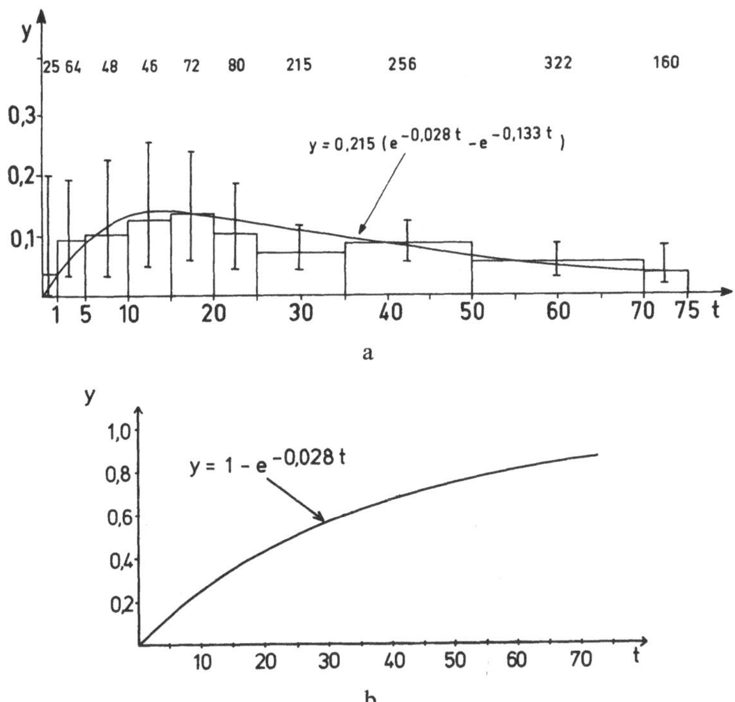

Abb. 26. a) Prävalenzraten der komplementbindenden Antikörper gegen Mykoplasma pneumoniae mit der „katalytischen" Kurve $y = f(t)$. Einzelheiten wie in Abb. 4. Die Fallzahlen sind über der Kurve eingetragen. b) „Wahre" Durchseuchungskurve für Mykoplasma pneumoniae t Jahre; y Anteil seropositiv

tion der mathematischen Kurve erklären im Gegensatz zu Mycoplasma pneumoniae, wo die KBR typenspezifisch ausfällt (Abb. 26a). Die „wahren" Durchseuchungskurven finden sich in Abb. 25 und 26b.

4.4 Untersuchungen zur Diagnostik rezidivierender Herpes-Erkrankungen

Die Diagnostik von floriden Herpesvirusinfektionen stellt wegen des häufigen Vorkommens von Rezidiverkrankungen innerhalb der klinischen Virologie ein Sonderproblem dar. Während bei HSV- und VZV-Erkrankungen typische Rezidivsymptome bekannt sind (Herpes labialis und Herpes Zoster), verlaufen CMV- und EBV-Reinfektionen i.a. stumm [91]. Als serologisches Korrelat finden wir persistierende Antikörpertiter, die durch fortlaufende Boosterreaktionen praktisch stationär bleiben. Lediglich die Zostererkrankung führt zu neuen signifikanten

Titerspitzen. Dagegen lassen selbst sehr hohe CMV- und EBV-Antikörpertiter keinen eindeutigen Nachweis einer floriden Erkrankung zu, während wiederum bei HSV persistierend niedrige Antikörperspiegel im Serum bei akuten Hautefflorescenzen gemessen werden können.

Der Nachweis von virusspezifischen Serum-IgM-Antikörpern ist daher von besonderer Wichtigkeit. Seine klinische Bedeutung soll im Folgenden am Beispiel von HSV und CMV untersucht werden. Die Diagnostik dieser Viruskrankheiten hat in der letzten Zeit ständig an Bedeutung zugenommen (HSV ist die häufigste Ursache einer Encephalitis [66], CMV die häufigste intrauterine Infektion des Fetus [76]). Für das Problem exogener Reinfektionen wurden Untersuchungen zur Typenspezifität durchgeführt.

4.4.1 Untersuchungen über Cytomegalierezidive bei Gesunden und während der Schwangerschaft

Da die meisten rekurrierenden CMV-Exazerbationen subklinisch verlaufen, ist über ihre Häufigkeit bisher sehr wenig bekannt geworden. Wegen der großen Bedeutung der Cytomegalie für evtl. Schwangerschaftskomplikationen (s. 4.1) ist jedoch eine Abklärung der klinischen Relevanz solcher Reinfektionen von ständig zunehmendem Interesse. Das gilt auch im Hinblick auf die Entwicklung eines Impfprogrammes analog zur präventiven Rötelimmunisierung. Bei diesem früher als wichtigste Virusursache von Embryopathien angesehenen Infektionserreger steht fest, daß nur Primärinfektionen in der Schwangerschaft (speziell im ersten Trimenon) dem heranwachsenden Fetus gefährlich werden können [28]. Bei Cytomegalie sind dagegen Fälle von CMV-infizierten Neugeborenen aus aufeinanderfolgenden Schwangerschaften einer Frau bekannt [27, 69, 126]. Gegenwärtig gibt es weder systematische Untersuchungen über das Vorkommen von CMV-spezifischen IgM-Antikörpern in der Bevölkerung generell noch speziell eine Information darüber, welcher Anteil den Rezidiverkrankungen bei intrauterinen Cytomegalieinfektionen des Neugeborenen zukommt. Um diese Fragen aufzuklären, haben wir eine prospektive Studie durchgeführt, in welcher Frauen im Verlaufe einer Schwangerschaft mehrmals auf CMV-IgM-Antikörper untersucht wurden. Soweit möglich, wurde in den positiven Fällen versucht, beim Neugeborenen eine Cytomegalie entweder serologisch oder virologisch (Erregerisolierung) nachzuweisen. Den Frauen in der Schwangerschaft wurde eine geeignete Kontrollgruppe nicht-schwangerer Frauen (gleicher Altersgruppierung) gegenübergestellt [20, 111].

Die Ergebnisse dieser prospektiven Studie sind in den Abb. 27 und 28 und in den Tabellen 10 bis 12 zusammengestellt. Die Verteilung der

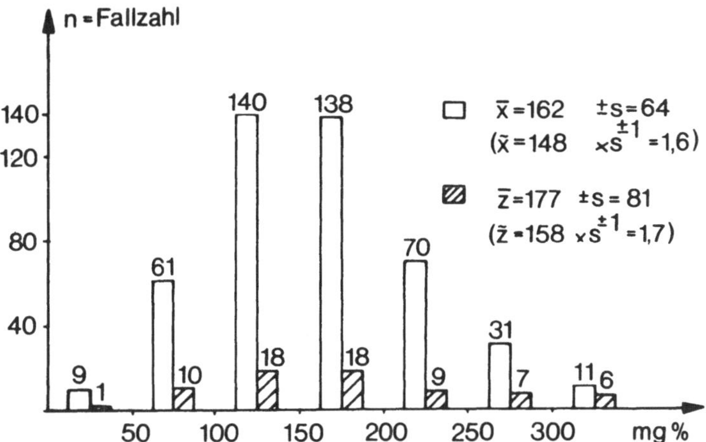

Abb. 27. Verteilung der Serum-IgM-Konzentrationen in Blutproben von schwangeren Frauen zum Zeitpunkt der Entbindung ($n=460$) im Vergleich zu denen bei nicht-schwangeren Frauen ($n=69$). Einzelheiten s. Abb. 3. Kein signifikanter Unterschied: $\chi^2=3{,}3147$, $f=6$, $p>0{,}70$

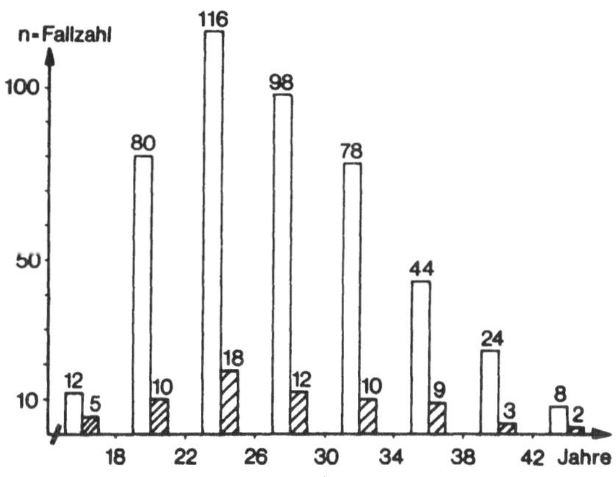

Abb. 28. Altersverteilung von 460 schwangeren Frauen und 69 nicht-schwangeren Frauen (s. Abb. 27). Abszisse: Lebensalter in Jahren; Ordinate: $n=$ Fallzahl (auf jeder Säule ist die entsprechende Gruppenfallzahl angegeben). Kein signifikanter Unterschied: $\chi^2=2{,}1339$, $f=7$, $p>0{,}95$

quantitativen Serum-IgM-Werte, gemessen in 460 mütterlichen Blutproben, die zum Zeitpunkt der Geburt des Kindes entnommen wurden, geht aus der Abb. 27 hervor. Sie weist keinen statistisch signifikanten Unterschied gegenüber den Werten auf, die bei nicht-schwangeren Frauen gleicher Altersgruppierung (Abb. 28) gemessen wurden. Es läßt sich also

Tabelle 10. Prävalenzraten der CMV-IgM-Antikörper bei schwangeren und nicht-schwangeren Frauen gleicher Altersgruppierung im gleichen Untersuchungszeitraum (1974)

Schwanger-schafts-trimester	Anzahl der untersuchten Frauen	davon CMV-IgM-positiv	(%)	95%-Vertrauensbereich für die Prävalenz von CMV-IgM-Antikörper in %
1.	161	13	(8,1)	4,4 – 13,5
2.	223	14	(6,3)	3,5 – 10,4
3.	245	15	(6,1)	3,4 – 9,8
1.+2.+3.	625	42	(6,7)	4,9 – 9,0
nicht-schwangere Frauen	225	5	(2,2)	0,7 – 5,2

Tabelle 11. Häufigkeit von CMV-Infektion bei Neugeborenen von Müttern mit und ohne floride(r) Cytomegalie während der Schwangerschaft. In Klammern: 95%-Vertrauensbereich

CMV-Diagnostik in der Schwangerschaft	Anzahl der Neugeborenen	davon CMV-IgM-AK-positiv	%
positiv	17	5	29 (10–56)
negativ	54	1	1,9 (0,1–9,9)

bei der quantitativen Bestimmung des Serum-IgM kein Hinweis auf eine höhere Infektrate analog zur Serumhepatitis [129] feststellen.

In Tabelle 10 ist die CMV-spezifische IgM-Antikörperbildung, gemessen in Serumproben bei 629 schwangeren Frauen, im Vergleich zu den Ergebnissen bei 225 nicht-schwangeren Frauen aufgetragen. Spezifische IgM-Antikörpertiter (1 : ≧ 32 im IFT) konnten bei 6 bis 7% der schwangeren Frauen in jedem Trimester entdeckt werden. Dieser hohe Prozentsatz von CMV-IgM-positiven Fällen während der Schwangerschaft weicht signifikant von dem nicht-schwangerer Frauen ähnlicher Altersverteilung ab (s. 95%-Vertrauensgrenzen). Er betrug dort nur 2,2%. Keine unterschiedlichen CMV-IgM-Incidenzraten konnten wir bei Erst- (7,1%) oder Zweitschwangerschaften (6,5%) oder zwischen jüngeren und älteren Personen nachweisen.

Von 195 Frauen erhielten wir zwei oder mehr Serumproben hintereinander in drei Monatsintervallen. 15 davon hatten erst in der zweiten oder dritten Serumprobe CMV-IgM-Antikörper, obwohl 12 von ihnen bereits in der ersten Serumprobe komplementbindende Antikörper gegen CMV besaßen. Diese Fälle müssen eindeutig als Rezidiverkrankung angesehen werden, von ihnen wies nur ein Fall einen signifikanten Titeranstieg

Tabelle 12. CMV-spezifische Antikörperentwicklung (IgM- und IgG-IFT, KBR) in den Serumproben von 5 Müttern mit florider Cytomegalie während der Schwangerschaft und ihren neugeborenen Kindern (s. Tabelle 11).
NS = Nabelschnurblut

Fall Nr.	Blutentnahme		Reziproker Antikörpertiter		
	von	am	IgM	IgG	KBR
1	Mutter	2. 05. 74	32	256	20
	Mutter	2. 07. 74	< 32	256	20
	Mutter	30. 10. 74	32	512	40
	Kind (NS)	30. 10. 74	32	512	40
	Kind	13. 02. 75	< 32	128	20
2	Mutter	7. 05. 74	128	–	20
	Kind (NS)	8. 08. 74	128	–	20
	Kind	20. 02. 74	32	–	20
3	Mutter	3. 09. 74	32	–	20
	Mutter	14. 01. 75	< 32	–	40
	Kind (NS)	28. 01. 75	64	–	20
	Kind	20. 03. 75	64	–	20
4	Mutter	20. 06. 74	64	–	10
	Mutter	26. 10. 74	< 32	–	40
	Kind (NS)	26. 10. 74	32	–	20
	Kind	20. 03. 75	128	–	40
5	Mutter	5. 05. 74	< 32	256	20
	Mutter	7. 07. 74	32	512	40
	Kind (NS)	15. 10. 74	128	4096	80
	Kind	20. 03. 75	< 32	2048	40

Cytomegalievirusisolierung aus Urinproben der Kinder 1 und 5 in der 1. Lebenswoche

in der KBR auf. Die übrigen drei Fälle stellen echte Primärinfektionen dar, da sie in der ersten Serumprobe auch in der KBR CMV-seronegativ waren. Bei allen schwangeren Frauen waren CMV-spezifische IgM-Antikörper nur 5 bis 6 Monate lang nachweisbar (Serumverdünnung 1 : ≧ 32).

Von insgesamt 57 Müttern mit florider Cytomegalie in der Schwangerschaft (= CMV-IgM-Antikörper 1 : ≧ 32) erhielten wir in 17 Fällen bei Neugeborenen Nabelschnurblutproben; davon zeigten 5 CMV-spezifische Serum-IgM-Antikörper (Tabelle 11). Das ist natürlich weit mehr als man bei quantitativen oder virusspezifischen IgM-Bestimmungen ohne vorherige Untersuchung der Mütter erwarten könnte (vgl. 4.1). Die Antikörperentwicklung bei den 5 Neugeborenen und den Müttern ist in Tabelle 12 eingetragen. In zwei Fällen (Nr. 1 und 5) konnte das CMV aus Urinproben der Neugeborenen in der ersten Lebenswoche isoliert werden. Das Baby Nr. 5 gehörte zu einer Mutter mit einer sekundären CMV-

Infektion. Alle Kinder mit CMV-IgM-Antikörpern zeigten keine klinische Symptomatik. Da der Anteil von CMV-Isolierungen aus Urinproben von Neugeborenen etwa 1% beträgt (bei nicht vorselektierten Kindern [47]), ist anzunehmen, daß nicht alle perinatalen CMV-Infektionen mittels der CMV-IgM-Antikörper diagnostiziert werden können.

Im Lebensalter der Schwangerschaft kann mit ca. 60 bis 70% CMV-Antikörperträgern gerechnet werden (s. Abb. 5). Dieser Wert gilt auch für schwangere Frauen [10]. Man muß also von vornherein 30 bis 40% der Schwangerschaften als Risikofälle ansehen. In der Literatur werden bis zu 2% CMV-Neuinfektionen im Verlaufe der Schwangerschaft angegeben. Da wir jedoch bei 7% der Frauen in der Schwangerschaft CMV-IgM-Antikörper nachweisen konnten, muß ein Großteil der floriden Erkrankungen als Rezidivfälle angesehen werden, wie wir es auch 12mal exakt nachweisen konnten (s.o.). Im allgemeinen müssen diese Reinfektionen als endogen angesehen werden. Die für das Problem von exogenen Reinfektionen wichtige Frage von typenspezifischen CMV-Erkrankungen werden wir noch ausführlich erörtern (s. 4.4.4.2).

Eine Reinfektion der Mutter kann – trotz vorbestehender Antikörper – eindeutig zur Infektion des Kindes führen (Tabelle 12, 5). Darüber hinaus ist es schon seit langem bekannt, daß dieselbe Mutter mehrere intrauterin CMV-infizierte Kinder gebären kann, wofür evtl. eine celluläre Übertragung des Virus diskutiert werden muß [27, 69, 126].

Auch wenn die Kinder zum Zeitpunkt der Geburt und drei Monate später keine klinischen Zeichen einer Infektionskrankheit aufwiesen, muß gegebenenfalls mit einer später sichtbar werdenden geistigen Retardierung gerechnet werden [3, 12, 80]. CMV-IgM-Untersuchungen in mütterlichen Serumproben sollten daher ein Bestandteil der Schwangerschaftsvorsorgeuntersuchung werden.

4.4.2   Nachweis von CMV-IgM-Antikörpern
mit dem Enzymimmuntest (ELIZA)

Floride Cytomegalieerkrankungen – CMV-Mononukleose-Hepatitis, Myokarditis, Guillain-Barré-Syndrom – können zuverlässig durch den Nachweis von Serum-IgM-Antikörpertitern mit Hilfe der Immunfluorescenzmethode nachgewiesen werden [48, 73, 76, 100, 113]. Diese Testmethodik ist allerdings nur geeignet für ein gut ausgerüstetes Labor, da CMV-infizierte Gewebekulturen verwendet werden. Darüber hinaus ergeben sich von Untersucher zu Untersucher oft erhebliche Abweichungen bei der exakten Titerbeurteilung. Im Folgenden wird daher ein Test vorgestellt, der einfach und exakt zu handhaben ist und der als »solid phase immunoassay« von Gewebekulturen unabhängig ist [109]. Eine solche

Methodik wurde zum Nachweis von IgG-Antikörpern mit Hilfe von enzymmarkierten Anti-IgG-Antikörpern kürzlich von VOLLER [137] vorgestellt. Die ELIZA-Technik ist seitdem auf dem Gebiet des virusserologischen Antikörpernachweises ständig auf dem Vormarsch [31].

In der Tabelle 13 sind die Ergebnisse von spezifischen und nichtspezifischen Reaktionen unter Verwendung von drei verschiedenen Festphasenantigenen (s. 2.2.4) zusammengestellt. Es zeigte sich eine beträchtliche unspezifische Bindung des Serum-IgM an das Glycinpufferantigen, die auch nicht durch eine Vorinkubation mit 20%igem Rinderserumalbumin zu beseitigen war. Bei den Antigenen, die von cytoplasmatischem Material freipräpariert waren, ließ sich diese unspezifische Reaktion weitgehend beseitigen. Die besten Ergebnisse, d.h. die höchsten spezifischen Antikörpertiter, und die niedrigsten nichtspezifischen Reaktionen, erhielten wir mit dem Kernantigen. Daher wurden alle Enzymtests mit diesem Antigen durchgeführt. Bei der Verwendung dieses Antigens mußte eine Kontrolle (Antigen aus nichtinfizierten Fibroblasten) mitgeführt werden, um solche Seren als falsch-positiv zu eliminieren, die antinucleäre Antikörper haben, Rheumafaktor-positiv oder bakteriell kontaminiert sind (Tabelle 13).

Wie aus der Tabelle 14 hervorgeht, ergab sich zwischen dem Enzymimmuntest und dem IFT eine sehr gute Korrelation ($r = 0{,}94$). Der Enzymtest arbeitet wirtschaftlicher als der Fluorescenztest. Das Kernantigen, das aus einer Rouxflasche CMV-infizierter Zellen stammt, reicht aus für über 400 Serumverdünnungsproben.

Es ist möglich, die neue Methode zu standardisieren, indem die optische Dichte des Substrates gemessen wird, was für eine automatisierte Laboreinrichtung von Wert wäre. Mit der Entwicklung solcher Tests eröffnet sich ein sehr guter Weg, einen wesentlichen Beitrag zur Vereinheitlichung der virusdiagnostischen Methoden zu geben, die dringend erforderlich ist [42].

4.4.3 Untersuchungen zur Diagnostik primärer und sekundärer HSV-Infektionen

Bei Patienten mit rekurrierenden Herpes-simplex-Infektionen werden signifikante Antikörpertiteranstiege in Serumproben nur selten beobachtet [88]. Zur Feststellung florider HSV-Infektionen wurde daher der virusspezifische IgM-Nachweis mit verschiedenen Techniken erprobt. Dabei erwies es sich im indirekten Immunfluorescenztest, durchgeführt analog zu der Nachweistechnik bei CMV-IgM-Antikörpern, häufig als schwierig, spezifische von unspezifischer Fluorescenz zu unterscheiden, zumal die Antikörpertiter auch bei akuten Krankheitsfällen und Erstin-

Tabelle 13. CMV-IgM-Antikörpertiter im ELIZA-Test bei Verwendung spezieller Serumpro-
IFT = Immunfluorescenztest BSA = Rinderserumalbumin * = unspezifische Reaktion

Antigen (+20% BSA)	Testserum	
	CMV-IFT IgM+ IgG+	CMV-IFT IgM∅ IgG+
Glycinpufferantigen (Behring)	1:1024	1:128*
Nukleokapsidantigen	1:512	negativ
Kernantigen	1:2048	negativ
Kontrolle durch Kernantigen (nicht CMV-infiziert)	negativ	negativ

Tabelle 14. Zweidimensionale Titerverteilung von CMV-IgM-Antikörpern in 230 Serumpro-
ben.
IFT = Immunfluorescenztest; ELIZA = Enzymimmuntest; r = Korrelationskoeffizient (in
Klammern: 95%-Vertrauensbereich) für die (in mindestens einem Test) Seropositiven

ELIZA	IFT							
	<32 (neg.)	32	64	128	256	512	1024	2048
<64 (neg.)	127	11	9					
64			4	8				
128			4	6	2			
256					18	1		
512						10	5	
1024						2	11	
2048							3	9

r = 0,94 (0,91–0,96)

fektionen relativ niedrig ausfallen können. Anders als beim CMV- und
VZV-Antikörper-Fluorescenztest kam beim HSV-IgM-Nachweis in erster
Linie die Cytoplasmafluorescenz zur Beurteilung. Wir haben daher zum
Nachweis von HSV-IgM-Antikörpern einen Neutralisationstest etabliert
(Mikrotechnik), bei dem die isolierte Serum-IgM-Fraktion eingesetzt
wird. Die Isolierung der IgM-Antikörper geschieht mittels der beschriebe-
nen Kombination von Antikörperfluorescenzmarkierung und Sac-
charosegradientenultrazentrifugation (s. 2.2.2). Die Besonderheit des
Tests liegt in der optischen Sichtbarmachung der IgM-Bande nach der
Zentrifugation durch FITC-Markierung des Serumglobulins. Eine Konta-

ben und verschiedener Antigenpräparationen (s. 2.2.4).

IgM (quant.) 500 mg% CMV-IFT IgMØ	antinukleäre AK + CMV-IFT IgMØ	Rheumafaktor + CMV-IFT IgMØ	bakteriell kontaminiert CMV-IFT IgMØ
1:256*	1:128*	1:256*	1:512*
1:128*	1:512*	1:256*	1:512*
negativ	1:512*	1:256*	1:512*
negativ	1:1024	negativ	1:512*

mination von IgG-Molekülen in der IgM-Fraktion konnte durch die quantitative Bestimmung mit der radialen Immundiffusion ausgeschlossen werden. Dafür wurden die Tripartigen und LC-Platten der Firma Behring, Marburg, benutzt. Die LC-Platten ermöglichen den Nachweis von einer IgG-Konzentration bis zu 0,01 mg/ml. Während das an die Antikörper gekoppelte FITC den Zellrasen im NT unbeeinflußt läßt, wirkt sich die hohe Saccharose-Konzentration in der IgM-Fraktion oft störend aus, so daß eine Dialyse gegen PBS angezeigt ist. Als Negativkontrolle liefen ein herpesantikörperfreies Humanserum und eine HSV-IgM-antikörperfreie, aber IgG-haltige Humanserumprobe mit. Als IgM-positiv galt ein Probandenserum, wenn mindestens 4 der 8 Mikroplattenlöcher in der unverdünnten IgM-Fraktion eine Hemmung des CPE zeigten, die Negativkontrollen dagegen in 7 der 8 Löcher einen CPE aufwiesen.

Der Einsatz der IgM-Fraktion in der KBR erbrachte dagegen in keinem Fall ein positives Resultat (Beeinträchtigung des Tests durch Antikomplementarität [118]).

Bei der Beurteilung der Untersuchungsergebnisse von 42 Patienten mit klinischem oder serologischem Verdacht (KBR-Antikörpertiter 1 : ≧ 64) auf Herpesinfektion unterscheiden wir zwischen

Primär- und Sekundärerkrankung

sowie zwischen

schwerem und leichtem Krankheitsbild.

Es stellte sich heraus, daß Serum-IgM-Antikörper gegen HSV bei den meisten Primärinfektionen und schweren Krankheitsbildern, wie z.B. Meningitis und Encephalitis (Tabellen 15, 16), nachweisbar waren. In einem solchen Fall war dies noch bis zu 11 Wochen nach Krankheitsausbruch möglich (Nr. 5 in Tabelle 15). In einem anderen Fall konnten noch 6 Wochen nach Krankheitsbeginn HSV-IgM-Antikörper im Liquor

Tabelle 15. Ergebnisse von HSV-serologischen Untersuchungen bei Patienten mit (Meningo) Encephalitis

Fall. Nr.	Blutentnahme nach Krankheitsbeginn und	KBR			NT		HSV-Typ-Auswertung		IgM NT	IFT		ACIFT		Alter
		E 1	E 2	NK	1	2	pN	II/I		1	2	1	2	
1	9 Tagen	512	32	16	300	40	0,88	0,65	+	320	320	640	560	9 Jahre
	12 Tagen	256	32	Ø	240	25	0,99	0,58	+	640	640	640	640	
2	?	64	32	16	240	70	0,53	0,77	+	80	80	80	80	3 Jahre
3	2 Wochen	2048	512	64	1280	1280	0	1,0	+	2560	1280	160	160	7 Monate
	4 Wochen	4096	1024	256	1280	640	0,3	0,9	+	1280	640	320	640	
	5 Wochen	2048	512	–	480	480	0	1,0	+	1280	1280	320	320	
	6 Wochen	1024	256	–	640	320	0,33	0,89	+	1280	1280	320	320	
4	3 Tagen	8	Ø	Ø	60	20	0,51	0,72	Ø	80	80	20	20	16 Jahre
	17 Tagen	128	16	32	240	60	0,63	0,75	+	2560	640	640	640	
	32 Tagen	128	8	32	1280	400	0,5	0,84	+	1280	320	160	80	
	6 Wochen	128	8	32	1280	400	0,5	0,84	+	640	320	320	160	
	Liquor 17 Tagen	8	Ø	4	20	Ø	1,3	0,77	Ø	20	Ø	20	Ø	
	4 Wochen	32	4	4	160	40	0,6	0,73	+	160	160	160	160	
	6 Wochen	64	4	4	240	60	0,63	0,75	+	160	160	160	160	
5	16 Tagen	32	64	Ø	20	20	0	1,0	Ø	64	32	Ø	Ø	5 Jahre
	26 Tagen	128	512	16	640	640	0	1,0	+	128	128	128	128	
	6 1/2 Wochen	512	256	16	640	640	0	1,0	+	512	512	128	64	
	11 Wochen	256	128	16	400	640	-0,2	1,0	+	512	512	128	64	
6	mehrere Wochen	128	32	16	320	35	0,98	0,62	Ø	320	320	160	Ø	47 Jahre
	+1 Woche	512	32	16	960	80	1,08	0,64	Ø	640	640	160	20	
7	?	256	64	10	320	50	0,8	0,68	+	320	320	80	20	11 Jahre
8	6 Tagen	Ø	Ø	Ø	Ø	Ø	–	–	Ø	Ø	Ø	Ø	Ø	1 Jahr
	19 Tagen	32	Ø	16	30	Ø	1,48	0,68	Ø	80	40	20	Ø	
	7 1/2 Wochen	128	Ø	32	200	30	0,82	0,64	Ø	160	80	40	Ø	
9	1 Tag	Ø	Ø	Ø	Ø	Ø	–	–	Ø	Ø	Ø	Ø	Ø	1 Jahr
	15 Tagen	128	16	64	240	40	0,78	0,67	+	320	160	320	320	

KBR E 1/E 2/NK = Komplementbindungsreaktion mit Glycinpuffer-extrahiertem Antigen von HSV 1 und HSV 2 und mit gereinigten Nukleo-kapsiden beider HSV-Typen gemischt (s. 2.1.2). NT 1/2 = Neutralisationstest mit HSV 1 und 2. IgM-NT = Neutralisationstest mit der isolierten Serum-IgM-Fraktion. IFT = indirekter Immunfluorescenztest. ACIFT = Antikomplementfluorescenztest. Angabe der reziproken Antikörpertiter.
Die NT-Typisierung wurde mit dem pN-Wert und dem II/I-Index durchgeführt [86, 95, 105].
HSV 1-Antikörper: $pN \geq 0{,}5$; II/I-Index 0,85. HSV 2-Antikörper und »Intermediär«-Antikörper: $pN < 0{,}5$; II/I-Index $\geq 0{,}85$

Tabelle 16. Ergebnisse von HSV-serologischen Untersuchungen bei Patienten mit Meningitis

Fall-Nr.	Blutentnahme nach Krank-heitsbeginn	KBR			NT		HSV-Typ-Auswertung		IgM NT	IFT		ACIFT		Alter
		E 1	E 2	NK	1	2	pN	II/I		1	2	1	2	
1	1 Tag	16	4	4	50	20	0,4	0,77	±	40	320	40	80	48 Jahre
	10 Tagen	64	32	32	140	60	0,31	0,83	+	80	160	80	80	
2	10 Tagen	16	∅	8	140	35	0,6	0,7	+	80	80	80	80	20 Jahre
	20 Tagen	128	16	–	400	120	0,52	0,8	∅	160	80	160	160	
3	7 Tagen	8	∅	8	∅	∅	–	–	∅	∅	20	∅	∅	42 Jahre
	5 Wochen	64	–	–	–	–	–	–	+	80	80	80	80	
	8 Wochen	32	32	16	60	60	0	1,0	∅	–	–	–	–	
4	1 Tag	8	∅	–	∅	∅	–	–	∅	∅	∅	∅	∅	11 Jahre
	10 Tagen	16	∅	–	70	20	0,55	0,7	+	160	80	80	40	
	4 Wochen	32	∅	–	70	20	0,55	0,7	∅	160	160	160	160	
	7 Wochen	32	∅	–	70	20	0,55	0,7	∅	320	320	160	160	
5	?	128	8	∅	80	20	0,6	0,68	∅	80	80	40	20	7 Jahre
	?+1 Woche	64	8	∅	100	25	0,6	0,7	∅	80	40	40	20	
6	2 Tagen	∅	∅	∅	30	20	0,18	0,88	∅	20	20	∅	∅	3 Jahre
	12 Tagen	256	256	32	640	320	0,3	0,89	+	320	640	160	160	
7	14 Tagen	128	32	64	240	60	0,6	0,75	∅	320	320	20	∅	60 Jahre
	4 Wochen	64	16	32	200	60	0,52	0,77	∅	320	320	40	20	

Erläuterungen siehe Tabelle 15

Tabelle 17. Ergebnisse von HSV-serologischen Untersuchungen bei Patienten mit Stomatitis aphthosa

Fall Nr.	Blutentnahme nach Krank- heitsbeginn	KBR			NT		NT-Typ- Auswertung		IgM NT	IFT		ACIFT		Alter
		E 1	E 2	NK	1	2	pN	II/I		1	2	1	2	
1	?	64	16	16	140	70	0,3	0,86	∅	80	20	40	20	2 Jahre
2	7 Tage	4	4	–	∅	∅	–	–	∅	80	160	∅	20	10 Jahre
	14 Tage	64	16	–	280	80	0,55	0,78	+	320	640	320	160	
3	5 Tage	–	–	–	∅	∅	–	–	∅	–	–	–	–	11/2 Jahre
	15 Tage	64	4	–	50	∅	1,7	0,59	∅	160	40	40	20	
4	2 Tage	4	∅	∅	∅	∅	–	–	∅	20	10	∅	∅	4 Jahre
	13 Tage	256	4	∅	200	∅	2,3	0,43	+	1280	320	320	160	
5	8 Tage	16	16	∅	∅	∅	–	–	∅	∅	∅	∅	∅	11/2 Jahre
	19 Tage	512	16	16	640	60	1,02	0,64	+	160	160	80	∅	
6	14 Tage	64	8	4	70	20	0,55	0,7	∅	320	320	20	20	4 Jahre
7	11 Tage	64	16	16	50	∅	1,7	0,59	∅	160	160	20	∅	3 Jahre
8	?	64	8	4	∅	∅	–	–	∅	–	–	–	–	2 Jahre
	?+1 Woche	128	8	16	40	∅	1,6	0,62	∅	80	20	∅	∅	
9	7 Tage	256	256	64	320	160	0,3	0,88	–	640	640	∅	80	2 Jahre
10	4 Tage	64	64	16	200	50	0,6	0,74	+	320	160	80	80	46 Jahre
	11 Tage	32	32	32	80	25	0,50	0,73	∅	320	320	80	80	

Erläuterungen siehe Tabelle 15

Tabelle 18. Ergebnisse von HSV-serologischen Untersuchungen bei Patienten mit unterschiedlich lokalisierter Herpesexacerbation

Fall Nr.	Blutentnahme nach Krankheitsbeginn	KBR			NT		NT-Typ-Auswertung		IgM NT	IFT		ACIFT		Alter
		E 1	E 2	NK	1	2	pN	II/I		1	2	1	2	
a) Patienten mit Herpes genitalis														
1	4 Tage	64	32	8	40	35	0,05	0,96	∅	80	60	80	80	56 Jahre (Virus-isol. (II))
2	2 Tage	4	16	∅	160	30	0,30	0,86	∅	40	40	∅	∅	52 Jahre
3	5 Tage	64	16	16	80	40	0,30	0,84	∅	–	–	–	–	24 Jahre
4	?	16	16	∅	–	–	–	–	∅	–	–	–	–	45 Jahre
5	2 Tage	16	32	8	–	–	–	–	∅	–	–	–	–	44 Jahre
b) Patienten mit Herpes labialis														
6	4 Tage	32	8	∅	160	35	0,66	0,7	∅	128	80	20	20	40 Jahre
7	1 Tag	8	8	∅	160	35	0,66	0,7	∅	160	80	∅	∅	35 Jahre
8	3 Tage	256	16	16	160	40	0,60	0,73	∅	320	40	80	20	6 1/2 Jahre
9	5 Tage	256	64	16	200	60	0,52	0,77	+	320	80	80	20	21 Jahre
c) Patienten mit Herpes ophthalmicus														
10	?	128	4	16	200	20	1,0	0,57	∅	32	32	120	∅	45 Jahre
	? + Woche	256	32	32	200	60	0,52	0,77	∅	32	32	120	20	
11	14 Tage	64	32	16	200	40	0,7	0,7	∅	80	20	40	20	8 Jahre

Erläuterungen siehe Tabelle 15

Tabelle 19. Ergebnisse von HSV-serologischen Untersuchungen bei Patienten mit HSV-Exacerbation bei anderer Grundkrankheit

Fall Nr.	Krankheits-diagnose	Blutentnahme nach Krank-heitsbeginn	KBR			NT		NT-Typ-Auswertung		IgM NT	IFT		ACIFT		Alter
			E 1	E 2	NK	1	2	pN	II/I		1	2	1	2	
1	Pleuraerguß Fieber, Pseudo-LE-Syndrom	6 Tage	32	8	Ø	320	80	0,6	0,76	Ø	128	64	Ø	Ø	72 Jahre
2	Endomyocarditis Lungenembolie	13 Tage	8	Ø	Ø	80	20	0,6	0,68	Ø	16	16	Ø	Ø	47 Jahre
		20 Tage	64	8	Ø	400	40	1,0	0,62	Ø	64	32	20	Ø	
		25 Tage	32	16	Ø	280	80	0,55	0,78	Ø	320	40	Ø	Ø	
3	M. Schoenlein-Hennoch	7 Tage	16	Ø	Ø	Ø	Ø	–	–	Ø	20	20	20	Ø	36 Jahre
		14 Tage	256	32	16	640	80	0,9	0,68	+	320	80	320	80	
4	atyp. Poly-radiculitis	7 Tage	64	16	16	200	50	0,6	0,74	Ø	320	60	40	20	27 Jahre
	Tetraplegie	30 Tage	256	64	32	320	100	0,5	0,8	Ø	320	160	40	40	
5	Erythema exsudativum multiforme	14 Tage	256	64	16	480	120	0,6	0,78	Ø	320	80	80	80	59 Jahre

Erläuterungen siehe Tabelle 15

nachgewiesen werden (Nr. 4 in Tabelle 15). Unter den Patienten mit relativ leichtem Krankheitsbild [lokalisierte Manifestationen (Tabellen 17 und 18)] fanden wir in der Regel nur innerhalb der „Stomatitis aphthosa"-Gruppe (wahrscheinlich Primärinfektionen) IgM-Antikörper gegen HSV im Serum, dagegen bei den (meist lokalisierten) Reaktivierungskrankheiten nur in zwei Fällen (Nr. 9 in Tabelle 18, Nr. 3 in Tabelle 19). Eine HSV-Typenspezifität der IgM-Antikörper mit dem NT war selbst nach Zugabe von Komplement [108] in unserem System nicht nachweisbar.

Insgesamt kann die herpesvirusspezifische IgM-Antikörperbestimmung als eine wertvolle Ergänzung zu Routine-serologischen Untersuchungen (KBR) bei der Diagnostik von schweren Herpesinfektionen angesehen werden. Dagegen können die gewöhnlichen Rezidiverkrankungen i.d. Regel damit nicht erkannt werden. Zum gleichen Ergebnis ist kürzlich eine andere Arbeitsgruppe [62, 63] unter Verwendung eines zwar weniger spezifischen, jedoch empfindlicheren Radioimmunassays gekommen. Die fehlende Virämie bei lokalisierten Virusexazerbationen erlaubt offenbar keine serologische Diagnostik. In diesen Fällen stellt der Virusisolationsversuch die diagnostische Methode der Wahl dar.

4.4.4 Untersuchungen zum Nachweis typen- und stammspezifischer Herpesinfektionen

Für die Frage der exogenen Reinfektion bei Herpeserkrankungen ist die eindeutige Identifizierung von Virusisolaten oder der Antikörperbildung im befallenen Wirtsorganismus von großer Bedeutung. Im Folgenden soll dazu am Beispiel von HSV und CMV ein Beitrag geleistet werden.

4.4.4.1 Typendiagnostik von HSV I- und II-Infektionen

1961 hat SCHNEWEIS [115] erstmalig die Einteilung der Herpes-simplex-Viren in zwei Gruppen vorgeschlagen, deren Bedeutung in der klinischen Korrelation liegt: HSV II-Infektionen sind fast ausschließlich im genitalen Bereich lokalisiert, während alle übrigen Exacerbationen ganz überwiegend von HSV I verursacht werden. Über eine Virämie kann allerdings auch der Typ II schwere Allgemeinerkrankungen, wie z.B. eine Meningoencephalitis, verursachen.

In den letzten Jahren sind unzählige Methoden veröffentlicht worden, mit denen eine Typendifferenzierung von HSV-Isolaten durchgeführt werden kann. Es gelingt dies aufgrund von biologischen (rct-Test, CPE [85,

104, 117]), serologischen und molekularbiologischen Methoden. Unter den serologischen Testverfahren [95] gilt der Neutralisationstest als der spezifischste, da dadurch die typenspezifischen Envelopeantigene des Virus [54] erfaßt werden. Daneben haben auch viele andere Verfahren zur Typisierung isolierter Herpesviren Anwendung gefunden (z.B. KBR, Pass. Hämagglutination, Fluorescenztest, RIA- und ELIZA-Technik [9, 37, 88, 116]). Von den fluorescenzserologischen Methoden gilt die Anwendung auf HSV-infizierte, unfixierte Lebendzellen in ihrer Spezifität als dem NT gleichwertig, weil typenspezifische Antigene auch auf der Cytoplasmamembran infizierter Zellen lokalisiert sind [38, 84]. Beim wesentlich leichter zu handhabenden Immunfluorescenztest mit fixierten Zellen [83] bleibt es ungeklärt, ob damit tatsächlich qualitativ verschiedene Antigene aufgezeigt werden, ob er auf quantitativ verschiedenen Antigenmengen in den verschiedenen Zellräumen beruht oder ob nur ein typenspezifischer fluorescenzserologisch dargestellter CPE erfaßt wird [22]. In der Literatur wird die Effizienz des FT zur Typisierung mit 80 bis 90% richtigen Bewertungen geschätzt.

Die Antikörperdifferenzierung bei Herpesinfektionen ist in erster Linie aus epidemiologischen Gründen interessant. Nachdem typenspezifische Antigene auf dem Envelope des HSV gesichert sind, haben wir entsprechend dem im Abschnitt 2.1.2 beschriebenen Verfahren das Herpes-simplex-Virus beider Typen unter Erhaltung des Envelope präparativ gereinigt und konzentriert, um es in der KBR als Antigen einzusetzen [23]. Von einer amerikanischen Arbeitsgruppe [79] waren mit ätherextrahiertem Envelopematerial bereits vielversprechende Antikörpertypisierungsversuche unternommen worden. In den Abb. 29 und 30 sind solche Antigene elektronenoptisch dargestellt. Es zeigte sich jedoch, daß damit hinsichtlich der Antikörpertypisierung keine besseren Resultate zu erzielen waren als mit dem glycinpufferextrahierten Gesamtantigen, das neben Viruspartikeln auch Zellmembranfragmente und lösliche Antigene enthält [19]. Dieses Ergebnis wurde auch von BACK und SCHMIDT [7] mit Hilfe der passiven Hämagglutination bestätigt, so daß wir im weiteren dieses Antigen verwendeten. Neben dem NT als Referenzmethode führten wir auch Fluorescenztests (IFT, ACIFT) zur Antikörpertypisierung durch.

Diese Tests wurden miteinander hinsichtlich Empfindlichkeit und Typisierungsmöglichkeit beim Nachweis der HSV-Antikörper verglichen. Im Durchschnitt zeigten IFT und NT höhere Antikörpertiter als KBR und ACIFT, wie aus der Aufstellung zweidimensionaler Titerverteilungen der untersuchten Fälle (Tabellen 15 bis 19) hervorging. Die Titer aller Testmethoden zeigen jedoch eine relativ gute Korrelation, indem alle berechneten Korrelationskoeffizienten signifikant von 0 abweichen (s. Konfidenzintervalle in Abb. 31).

Ausgehend von den mit dem NT gewonnenen Ergebnissen zeigte

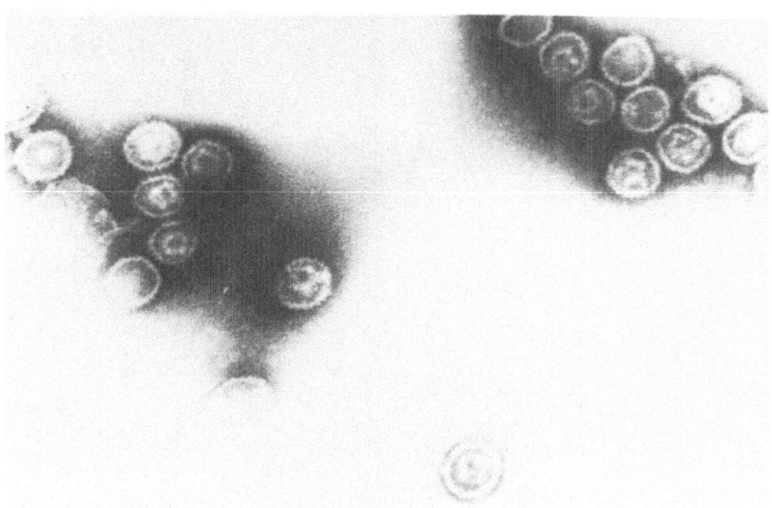

Abb. 29.: Elektronenmikroskopische Aufnahme von HSV-Nukleokapsiden. Vergr. ca. 1:50 000

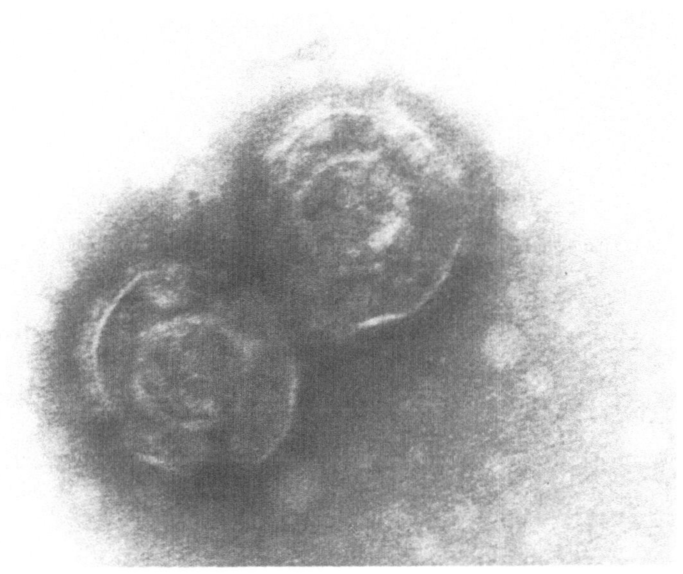

Abb. 30. Zwei HSV-Partikel mit intaktem Envelope. Vergr. ca. 1:125 000

nur noch die Bestimmung der Antikörper mit der KBR typenspezifische Titeranstiege. Die Patienten, die damit als Typ II-infiziert klassifiziert wurden, zeigten gleiche oder sogar höhere Antikörpertiteranstiege in der HSV II-KBR verglichen mit den Titeranstiegen mit dem HSV I-Anti-

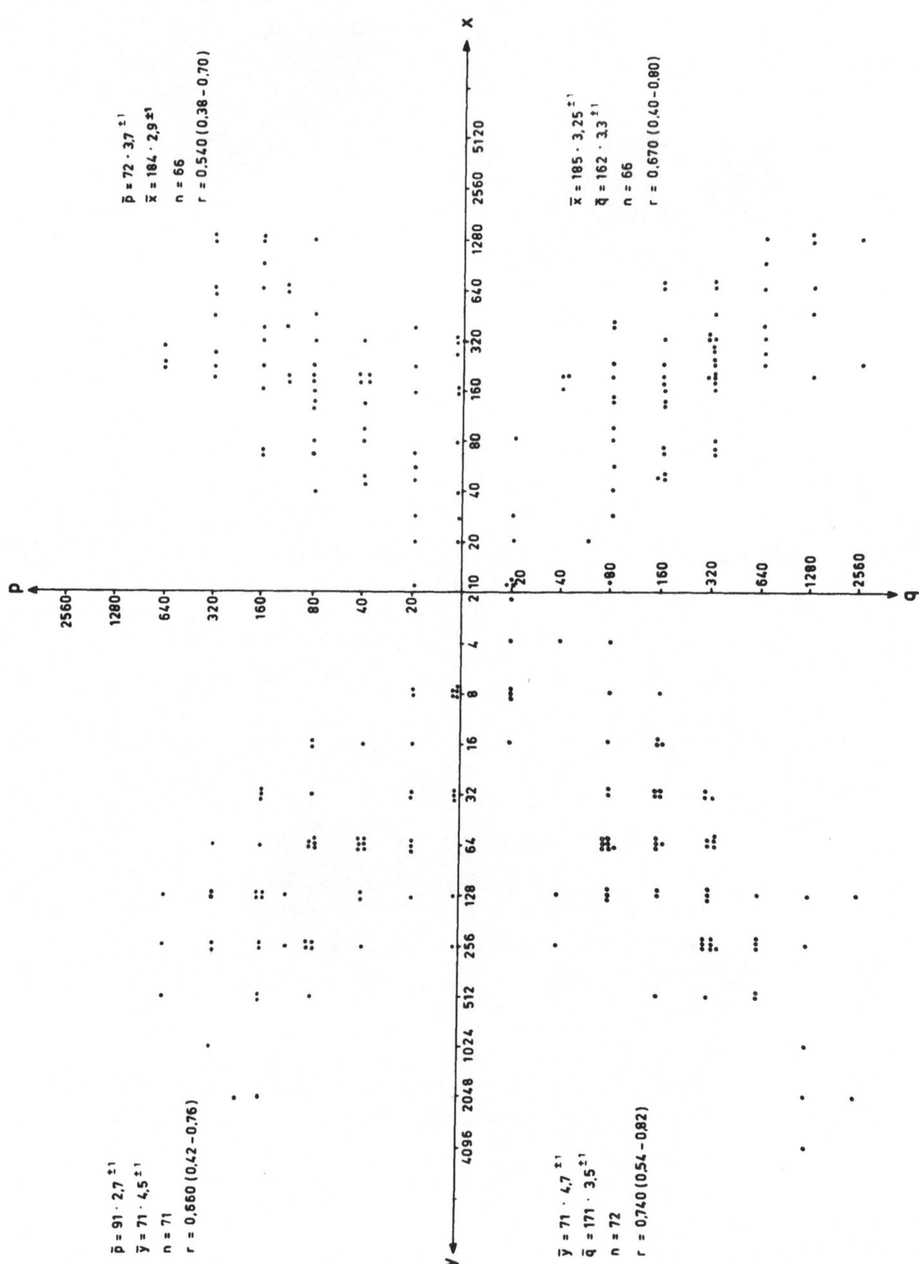

Abb. 31. Zweidimensionale HSV-Antikörpertiterverteilungen bei vier verschiedenen Testverfahren. x NT; y KBR; p ACIFT; q IFT (vgl. Tabelle 15); $x \cdot s^{\pm 1}$, $y \cdot s^{\pm 1}$, $p \cdot s^{\pm 1}$, $q \cdot s^{\pm 1}$ reziproker geometrischer Mitteltiter der mit den entsprechenden Methoden bestimmten Antikörper (s Streufaktor). r Korrelationskoeffizient (in Klammern: 95%-Vertrauensbereich). ·reziproker Einzeltiter

gen, wohingegen reine HSV I-Infektionen beim homologen Antigen signifikant größere Titeranstiege aufwiesen.

Klinisch gesehen kamen wir zu den erwarteten Resultaten: HSV II-Infektionen wurden häufiger nachgewiesen bei Meningitis als bei Encephalitis, was mit der hämatogenen Ausbreitung dieses HSV-Types im Vergleich zu der neurogenen von HSV I [16] zusammenhängt (s. Tabellen 15 und 16). Alle Herpes-genitalis-Infektionen wurden als Typ II-Fälle klassifiziert. Bei der Austestung von nur einer Serumprobe, insbesondere bei anamnestischen Titern, war dagegen das KBR-Ergebnis für die Antikörpertypisierung häufig unsicher, so daß wir im Gegensatz zu PALMER et al. [35, 93] diese Methode nicht für seroepidemiologische Studien mit HSV-Typenunterscheidung empfehlen können. Eine Antikörperdifferenzierung konnte auch weder mit dem IFT, wie von LEINIKKI [74] beschrieben, noch dem ACIFT durchgeführt werden (bei Verwendung von fixierten Zellen). Neuerdings haben SKINNER et al. [122] eine KBR mit löslichem Antigen (nach Präcipitation mit heterologem Antiserum) zur HSV-Antikörperunterscheidung auch bei nicht floriden Herpesinfektionen angegeben. Wir fanden jedoch mit dieser Methode eine stark herabgesetzte Sensibilität, so daß nicht alle mit dem HSV-Gesamtantigen positiven Serumproben typisierbar sind [123].

Die Auswertung der neutralisierenden Antikörper wurde sowohl mit der Berechnung des pN-Wertes als auch mit dem II/I-Index nach RAWLS [95, 105], die empirisch sehr gut begründet sind, durchgeführt. Dabei wurde im Falle der sehr seltenen Diskrepanz aus theoretischen Gründen [22] dem pN-Wert der Vorzug gegeben.

4.4.4.2 Untersuchungen zur Typen- bzw. Stammspezifität von CMV-Infektionen

a) Serologische Untersuchungen

Die Existenz typenspezifischer CMV-Infektionen ist schon mehrfach beschrieben worden [12, 68, 138]. Diese Untersuchungen konnten jedoch in einer ganzen Reihe späterer Arbeiten nicht bestätigt werden [5, 44, 127]. Neuerdings haben HUANG et al. [56, 57] wieder serologische Stammunterschiede mit der KBR entdeckt. Bei diesen Tests wurden Rohextraktantigene verwendet, worin verschiedene korpuskuläre und lösliche Antigene enthalten sind. Da eine stammspezifische Entwicklung des cytopathischen Effektes bei CMV-infizierten Zellkulturen bekannt ist, muß mit der Möglichkeit gerechnet werden, daß bei ungereinigten Antigenpräparationen eine unterschiedliche quantitative Verteilung der Antigenmengen, nicht aber ein qualitativer Antigenunterschied erfaßt wird. Nachdem

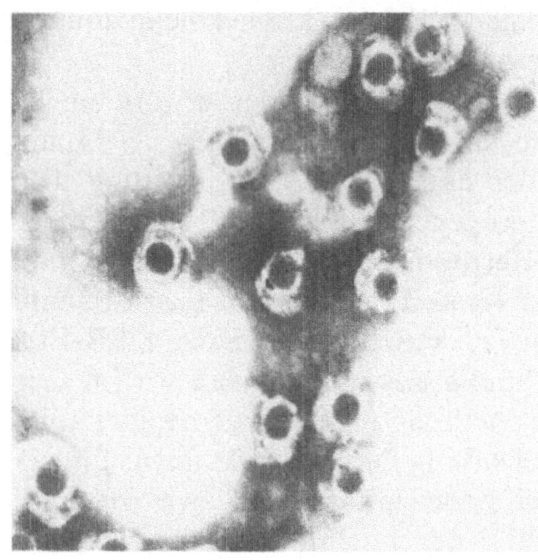

Abb. 32. CMV-Partikel mit Envelope. Vergrößerung wie in Abb. 33

bei der Gruppe der Herpesviren typenspezifische Antigene auf den Virus-
envelopes nachgewiesen sind [54], haben wir daher auch bei CMV das
Virus unter Erhaltung des Envelopes mit relativ guter Ausbeute präparativ gereinigt (Abb. 32) [110].

Unsere Untersuchungen mit diesen Antigenen sowohl in der KBR
als auch Titerbestimmungen mit dem NT haben bisher keine Bestätigung
der Befunde PAGNOS ergeben. Dabei wurden die drei Stämme Ad 169,
Kullrich und Davis mit einer größeren Anzahl von Patientenseren ausge-
testet. Es konnten im Gegensatz zu solchen Untersuchungen bei HSV I
und II [23] dadurch keine signifikanten Unterschiede bei den Titerverteilungen für die einzelnen Antigene entdeckt werden. Die niedrigen Antikörpertiter, die man bei CMV-NT's findet, stehen im Gegensatz zu Befunden bei HSV, wo der NT empfindlicher anzeigt als die KBR (Abb. 31).
Diese Untersuchungen wurden ausgeweitet: Mit Hilfe eines Detergenz
wurden die Envelopes von den Nukleokapsiden abgelöst und die
gereinigte Nukleokapsidfraktion (Abb. 33) ebenfalls in der KBR ausgete-
stet. Bei 7 Cytomegalie-Patienten (CMV-Serum-IgM 1:64 positiv im
IFT) wurde die Kinetik der Antikörperbildung gegen das Envelope und
das Nukleokapsid untersucht (Abb. 34). Unmittelbar nach Krankheitsausbruch konnten in keinem Fall Envelopeantikörper nachgewiesen werden, während zur selben Zeit Nukleokapsidantikörper bereits maximale
Werte erreicht haben. (Dieses Antigen wird auch bei den Immunfluores-
cenztests als Kerneinschlüsse erfaßt.) Gegen das Envelope treten erst
$^1/_2$ bis $1\,^1/_2$ Wochen nach Krankheitsbeginn meßbare Antikörpertiter auf.
Eine ähnliche Kinetik konnte für Envelope- und NK-Antikörper bei

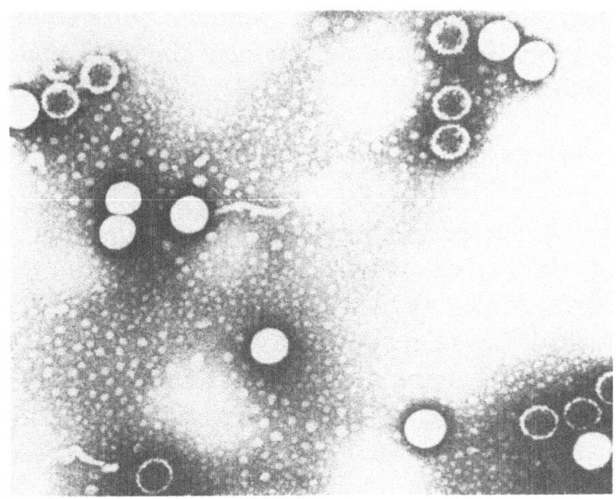

Abb. 33. CMV-Nukleokapside, gemischt mit Latexpartikeln (Durchmesser 109 nm)

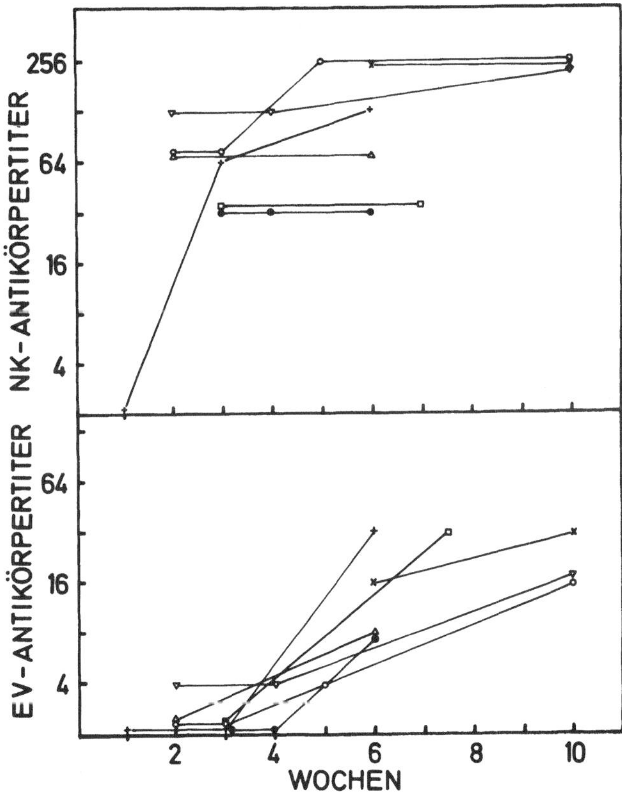

Abb. 34. Antikörperentwicklung gegen das Envelope (EV-Titer) und das Nukleokapsid (NK-Titer) des CMV bei 7 Patienten mit Cytomegalie

HSV-Infektionen nicht nachgewiesen werden. Dort stellt offenbar die Virushülle das wesentlich potentere Antigen dar (s. Tabellen 15 bis 19, KBR mit E1 und NK).

b) Molekularbiologische Untersuchungen

Am Beispiel der Herpes-simplex- und Adenoviren sind in den letzten Jahren molekularbiologische Methoden zur Typen- und Stammdifferenzierung von Virusisolaten in Anwendung gebracht worden. Neben der Analyse der Virus-DNA (Kreuzhybridisierungen, Reassoziationskinetik) wurden auch die Hüllproteine der Viruspartikel charakterisiert (»fingerprint«). Als besonders prägnante Differenzierungsmöglichkeit ist neuerdings die sequenzspezifische Spaltung der präparativ gereinigten Virus-DNA mit bakteriellen Endonukleasen bekannt geworden. Bei HSV wurden damit bereits intratypische Klassifizierungen vorgenommen [49, 120, 140].

Für das CMV konnten mit Hybridisierungstechniken keine signifikanten DNA-Unterschiede bei verschiedenen Isolaten aufgedeckt werden. Dagegen ergaben sich bei der DNA-Fragmentation mit Restriktionsenzymen kleine, aber distinkte stammspezifische Differenzen [57, 64]. Wir haben diese von HUANG et al. mit den Endonukleasen ECo RI und HinD III durchgeführten Untersuchungen aufgegriffen und diese Methodik auf 8 CMV-Isolate angewandt. Dafür setzten wir neben ECo RI das Restriktionsenzym Bam I ein. Darüber hinaus haben wir die Schmelzkurven von DNA-Hybriden gemessen, die zwischen einem definierten Referenzstamm (Rauch) und verschiedenen anderen CMV-Isolaten erzeugt wurden. Eine ähnliche Methode hat sich bei der Differenzierung von HSV-Typen als äußerst empfindlich erwiesen [132].

Die Herkunft der von uns untersuchten CMV-Stämme ist in Tabelle 20 zusammengestellt. Neben drei amerikanischen Stämmen (Davis, Ad 169, Town 125) wurden 6 CMV-Isolate aus deutschen Krankenhäusern (Kullrich, Rauch, Feierabend, Kury, Kopka, Kasamann) untersucht. Aufgrund der Schwierigkeit, ausreichend gereinigte Virus-DNA zu präparieren, konnten nur 5 Stämme (Ad 169, Kullrich, Davis, Rauch, Town 125) in alle Tests eingesetzt werden.

Abb. 35 zeigt das Ergebnis der DNA-Spaltung mit dem Restriktationsenzym ECo RI. Fast alle Stämme wiesen kleine, aber eindeutige Unterschiede in ihrem Fragmentationsmuster auf. Die Paare Ad 169/Kullrich (keine unterschiedlichen Banden erkennbar) und Rauch/Davis scheinen eine relativ gute Homologie zu besitzen. Eine etwas größere Abweichung lassen Feierabend und Town 125 erkennen, die zusätzliche Banden im Bereich des MG von $> 2,5 \times 10^6$ D aufweisen. Ein ähnliches Ergebnis konnten wir bei der Bam I-Spaltung erkennen (Abb. 36), obwohl die

Tabelle 20. Herkunft der zur DNA-Analyse eingesetzten CMV-Stämme

Name	Isoliert aus	Autor	Lit.-Stelle bzw. Ort
Ad 169	lymphat. Gewebe des Nasen-Rachenraumes	R. Rowe	[107] USA
Davis	Leber	T. Weller	[138] USA
Town 125	Urin (kongenitale Infektion)	S. Plotkin	[61, 98] USA
Rauch	Urin (kongenitale Infektion)	H. zur Hausen	Erlangen (BRD)
Kullrich	Urin	H. Schmitz	Freiburg (BRD)
Kopka	Urin	H. Schmitz	Freiburg (BRD)
Feierabend	Urin (kongenitale Infektion)	G. Enders	Stuttgart (BRD)
Kasamann	Urin	H. Schmitz	Freiburg (BRD)
Kury	Urin	H. Schmitz	Freiburg (BRD)

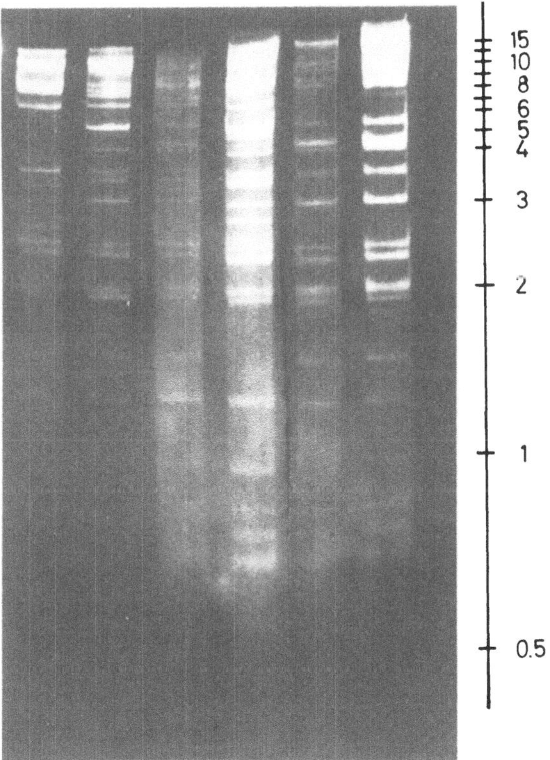

Abb. 35. DNA-Fragmentationsmuster von 6 CMV-Stämmen nach Spaltung mit dem Restriktionsenzym ECo RI (von links nach rechts: Town 125, Davis, Rauch, Feierabend, Ad 169, Kullrich). Die Skala rechts gibt das Molekulargewicht in Dalton an ($\times 10^6$)

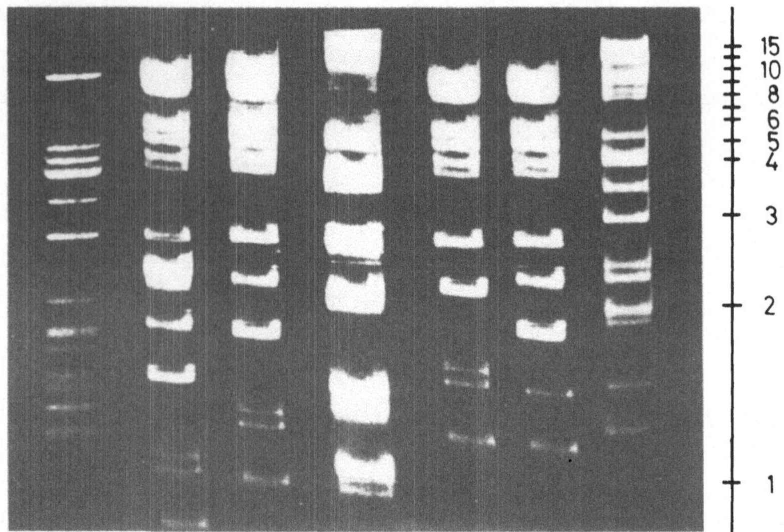

Abb. 36. DNA-Fragmentationsmuster von 6 CMV-Stämmen nach Spaltung mit dem Restriktionsenzym Bam 1 (von links nach rechts: Rauch, Kullrich, Town 125, Davis, Kury, Ad 169; ganz rechts: ECo RI-Fragmentationsmuster der Kullrich-DNA). Die Skala rechts gibt das Molekulargewicht in Dalton an ($\times 10^6$)

Anzahl der Fragmente geringer ist. Eine klare Einteilung der Stämme in Subtypen erscheint auch hier nicht möglich. Die Molekulargewichtsskala an den Abbildungen wurde auf der Basis früherer Untersuchungen [64] aufgestellt.

Die starke celluläre Assoziation des Cytomegalievirus stellt für die molekulare Epidemiologie des CMV, was DNA-Analysen angeht, ein starkes Hindernis dar. Durch die Messung der DNA-Hybridschmelzpunkte in der beschriebenen Technik (s. 2.3.4) haben wir jedoch einen Weg gefunden, gewissermaßen mit den cellulären »Abfallprodukten« nach der Virusreinigung zu arbeiten.

Abb. 37 zeigt die Schmelzkurven der CMV-DNA-Hybride. Insgesamt ergaben sich nur relativ geringe Differenzen, die nicht sicher von einer methodisch bedingten Streuung abgetrennt werden können. Diese Methode ist offenbar – anders als bei HSV – nicht geeignet, CMV-Stämme sicher zu identifizieren bzw. eine Typeneinteilung zu ermöglichen. Vielmehr bestätigen die Experimente die hohe Ähnlichkeit der DNA-Sequenzen verschiedener CMV-Stämme, wie sie auch bei Kreuzhybridisierungen nachgewiesen wurden (s.u.).

Während der letzten Jahre wurde der Begriff »molekulare Epidemiologie« geprägt, insbesondere auf der Grundlage von DNA- und Proteinanalysen des Herpes-simplex-Virus [49, 96]. Durch die sorgfältige Charakteri-

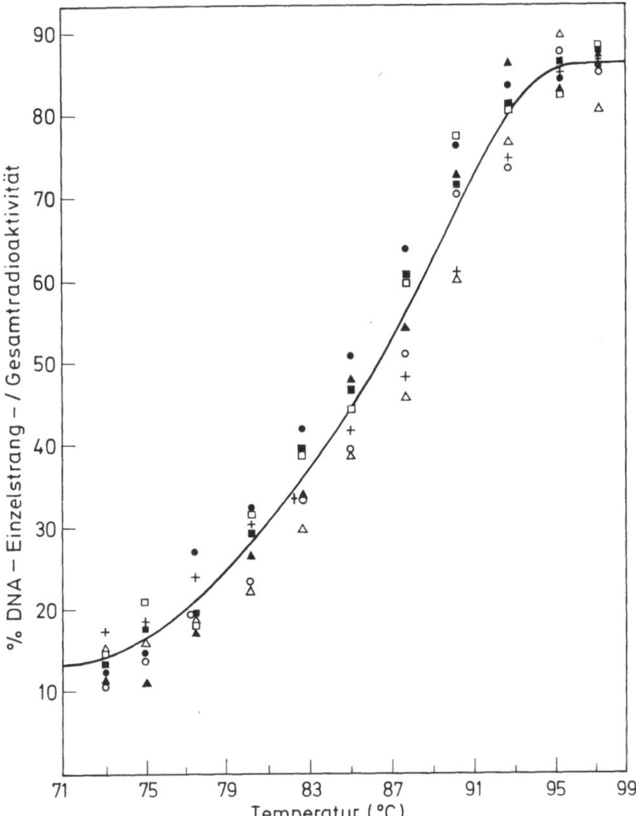

Abb. 37. Mittlere Schmelzkurve von 7 CMV-DNA-Hybriden. Abszisse: Temperatur in °C; Ordinate: Prozent Radioaktivität Einzelstrang-/Gesamt-DNA. □ Town 125, + Feierabend, ■ Ad 169, △ Kasamann, ▲ Kullrich, ● Davis, ○ Kopka

sierung der DNA können Virusstämme sehr genau klassifiziert werden [120, 140]. Solche Untersuchungen sind wichtig bei der Einführung von Vaccinationsstämmen und bei Untersuchungen über die Ausbreitung eines Infektionserregers.

Die von HUANG et al. [55, 57] publizierten Ergebnisse haben einen sehr hohen Grad von Homologie der DNA verschiedener CMV-Stämme aufgezeigt (über 80% bei Kreuzhybridisierungen; Referenzstamm Ad 169). Diese Resultate konnten sie weitgehend mit der DNA-Analyse auf der Grundlage von Fragmentationsmustern bestätigen (Restriktionsenzyme: ECo RI und HinD III; [64]). Dennoch zeigten alle untersuchten Stämme eindeutige Unterschiede zueinander. Das DNS-Fragmentationsmuster scheint demnach auch bei der Identifizierung von Cytomegalie-Virusisolaten eine sehr wirkungsvolle und gut reproduzierbare Methode darzustellen. Unter Verwendung von ECo RI fanden wir bei unseren

Experimenten mit Davis und Ad 169 ein fast identisches Fragmentationsmuster verglichen mit den amerikanischen Ergebnissen. Dies ist deshalb besonders bemerkenswert, weil wir diese Stämme aus anderen Quellen bezogen haben. Ad 169 wurde in unserem Labor über 6 Jahre weiterpropagiert. Auch der Impfstamm Town 125 [61, 98] zeigte kaum Differenzen gegenüber dem Originaltown. Die Anzahl der CMV-Stämme, die bis jetzt auf spezifische DNA-Sequenzen analysiert wurden, ist bei weitem zu klein, um eine Typenklassifizierung wie bei Herpes simplex erkennen zu lassen. Nachdem dort zwischen den beiden Typen molekularbiologisch wesentlich größere Unterschiede, als sie zwischen den CMV-Stämmen vorkommen, gefunden wurden, erscheinen uns immunologische Einteilungen von CMV-Isolaten nicht sehr aussichtsreich, wenn man die starken Kreuzreaktionen der HSV-Typen in serologischen Untersuchungen bedenkt. Damit stimmen auch die Befunde von GUPTA et al. [41] überein, die bei der Analyse der CMV-Strukturpolypeptide eine beträchtliche Homologie nachgewiesen haben (Untersuchung von 4 CMV-Stämmen).

4.5   Schlußfolgerungen und Ausblick

Über die humanen Herpesviren sind bis heute zahlreiche epidemiologische Untersuchungen durchgeführt worden. Dies erklärt sich einmal durch die große klinische Bedeutung dieser Infektionserreger, andererseits durch ihre Assoziation zu menschlichen Tumorkrankheiten.

Darüber hinaus nehmen sie in der medizinischen Mikrobiologie eine Sonderstellung ein, da sie latent im Wirtsorganismus persistieren können. Es ist anzunehmen, daß praktisch jeder Mensch das Genom eines oder mehrerer Herpesviren in seinen Zellen beherbergt [91]. Unter besonderen Bedingungen, wie z.B. einer immunsuppressiven Therapie, bei physischem oder psychischem Streß, können diese Genome exprimiert werden und zur Synthese und Freisetzung von Viruspartikeln (endogene Reinfektion) führen. Solche Virusexacerbationen bleiben entweder subklinisch (CMV, EBV) oder auf lokalisierte Organmanifestationen beschränkt (Herpes simplex, Herpes Zoster). Serologisch geben sie sich in lange persistierenden Titern der komplementbindenden Antikörper bei den untersuchten Patienten zu erkennen.

Mit den hier vorgelegten seroepidemiologischen Untersuchungen, die sich auf die Populationsdurchseuchung der Herpesviren in Südwestdeutschland beziehen, haben wir folgende praktische Ziele verfolgt:

Die seroepidemiologischen Daten werden in eine standardisierte Form gebracht, die die Gesamtheit der Information in zwei Maßzahlen beinhaltet (Infektionsziffer und Rückbildungsziffer bzw. Sättigungsprävalenz) und eine weitgehende Unabhängigkeit von Auswahl und Einteilung der

Probanden (z.B. in verschiedene Altersgruppen) mit sich bringt. Die Zahl der effektiven infektiösen Kontakte pro Person und Jahr (Infektionsziffer nach MUENCH s. 3.3) ist ein wesentlich präziserer Parameter für die Virulenz eines Infektionserregers als Prävalenzraten einzelner Stichprobenkollektive. Ihre Berechnung steht mit der von uns gegebenen Ableitung der Incidenzraten über die Poisson-Verteilung (s. 3.3.1) in unmittelbarem Zusammenhang. Damit läßt sich leicht der jeweilige Bevölkerungsteil angeben, der ein-, zwei-, ..., x-mal infektiösen Kontakt pro Jahr hat. Bisher sind solche Modelle in der Epidemiologie von Infektionskrankheiten seit MUENCH [82] nur vereinzelt angewandt worden (z.B. in der Parasitologie; [8, 11, 45, 58, 78]). Wie am Beispiel von CMV, Mumps und Influenza B gezeigt wurde (s. Abb. 5, 6, 23, 24), ist es auf diesem Wege auch möglich, den methodischen Einfluß bei der Erstellung epidemiologischer Daten abzuschätzen. Dies ist für die Mikrobiologie besonders wichtig, da es – anders als in der klinischen Chemie – an überregional standardisierten Methoden fehlt. Durch die gewählte Darstellungsform wird außerdem die Gesamtdynamik der Durchseuchung herausgestellt, eine Betrachtungsweise, die gerade bei klinisch wichtigen Fragestellungen regelmäßig vernachlässigt worden ist. So gibt es z.B. noch keine Querschnittsbetrachtung des Durchseuchungsstatus der Herpesviren bei Tumorpatienten, die zwischen Virusausbreitung (Infektionsziffer) und Viruspersistenz (Rückbildungsziffer) klar unterscheidet. Es bleibt unklar, ob die größere Prävalenzrate bei Tumorpatienten Folge einer nach größerer Virus-Wirt-Auseinandersetzung verminderten Rückbildungsziffer oder Folge einer größeren Zahl infektiöser Kontakte darstellt. Mit einer abweichenden Rückbildungsziffer als Ursache regional verschiedener Prävalenzraten muß insbesondere bei differierender Testsensibilität gerechnet werden (verschieden hohe Serokonversionsschwellen).

Als wesentliches Merkmal in der Durchseuchungsdynamik von CMV, EBV und HSV fallen die hohen Infektionsincidenzen der ersten Lebensjahre auf. Diese Infektionskinetik, die innerhalb der virologischen Epidemiologie eine Sonderstellung einnimmt, legt die Vermutung eines häufigen vertikalen Infektionsmodus (Mutter – Kind) nahe; tatsächlich sind für die humanen Herpesviren eine große Rate perinataler bzw. postpartaler Infektionen nachgewiesen worden (bei EBV bisher allerdings nur ganz vereinzelt [59, 60]). Der dadurch bedingte biphasische Kurvenanstieg der Antikörperprävalenzen konnte von uns mit hohen Fallzahlen abgesichert werden. Speziell für CMV liegen besonders exakte Untersuchungen vor [76]. In früheren Studien sind diese Gegebenheiten nicht ausreichend berücksichtigt worden; wegen der schwächeren Antikörperentwicklung in den frühen Lebensjahren (Abb. 8, 11, 13) ist zu ihrer Erfassung ein empfindliches Testsystem notwendig. Keinen biphasischen Durchseuchungsverlauf konnten wir für das VZV nachweisen, das sich darin grundlegend von den übrigen humanpathogenen Herpesviren unterscheidet. Dieses Virus zeigt auch bei Rezidiverkrankungen eine andere Antikörperkinetik als die übrigen Mitglieder der Herpesgruppe (s. 4.4).

Ein wesentliches Anliegen mathematischer Modelle in der Epidemiologie von Infektionskrankheiten ist die Komparabilität biologischer Befunde. Als ein experimenteller Schritt in diese Richtung ist die Einführung des Enzymimmuntests (ELIZA-Technik) in die Serologie anzusehen. Unsere Ergebnisse mit einem CMV-IgM-Antikörpertest lassen erwarten, daß, eine konstante Antigenmenge vorausgesetzt, der virusspezifische Antikörpernachweis einmal genauso international standardisiert sein wird, wie jetzt Analysen in der klinischen Chemie. Dafür könnte evtl. sogar ein »liquid phase assay« mit abgezählten Viruspartikeln geeigneter sein. Beim gegenwärtigen Stand der Serodiagnostik bleiben allerdings immer noch mathematische Verteilungsuntersuchungen notwendig und nützlich, um »erhöhte« (krankheitsverdächtige) Antikörpertiterwerte zu eruieren, wie wir es am Beispiel von HSV, CMV und EBV durchgeführt haben (Tabellen 6 bis 9).

Als ein weiteres Anwendungsbeispiel der infektionskinetischen Betrachtungsweise kann die Beurteilung von Vaccinationsprogrammen dienen. Der sehr sorgfältig durchgeführte und umfangreiche Feldversuch des British Medical Research Council zur Bewertung der Tuberkulose-Schutzimpfung [14] wurde lediglich summativ ausgewertet (Abb. 38) und mußte die Frage der Dauer des Impfschutzes gänzlich offen lassen. Dagegen lassen sich durch Anwendung der katalytischen Modelle sehr genau die Schutzraten und -dauer der BCG-Impfung abschätzen, wie aus der Abb. 39 hervorgeht. Ebenfalls am Beispiel von Erhebungen über die Tuberkulose-Durchseuchung in verschiedenen Regionen Westafrikas ist kürzlich der Wert eines katalytischen Modells zur Analyse der regional verschiedenen Infektionskinetik demonstriert worden [70].

Im Hinblick auf Poliovirusvaccinationsprogramme haben TRAENHART et al. [135] die Erarbeitung »kritischer« r-Werte vorgeschlagen.

In den letzten Jahren und im Hinblick auf die häufigen prä- und perinatalen Herpesinfektionen [46, 47] sind Impfstoffe für CMV und HSV entwickelt bzw. erprobt worden [26, 90, 98]. In erster Linie ist als Anwendungsgebiet die Schwangerschaftsvorsorge interessant. Einem unbedenklichen Einsatz eines Herpesvirusimpfstoffes stehen jedoch zwei ungeklärte Fragen im Wege:

1. Gibt es exogene Reinfektionen?

2. Welche klinische Bedeutung haben Rezidiverkrankungen während der Schwangerschaft für den heranwachsenden Fetus?

Um die Frage nach exogenen und/oder endogenen Reinfektionen abzuklären, ist eine genaue Charakterisierung des infizierenden Agens und der spezifischen, gegen ihn gerichteten Antikörper des infizierten

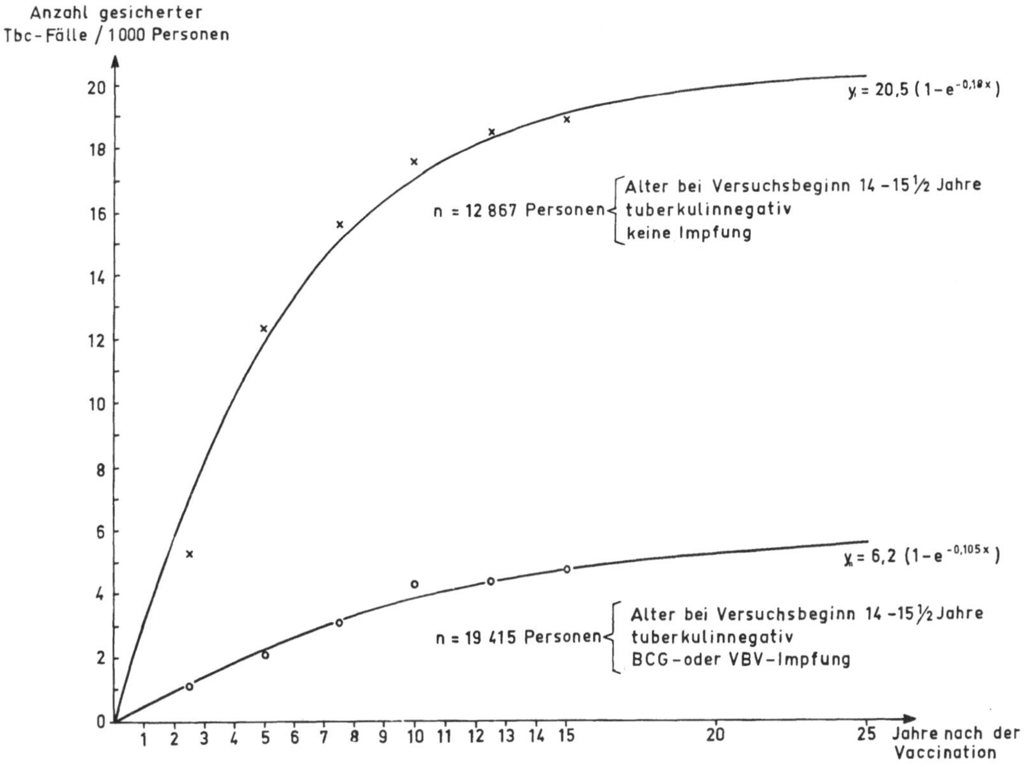

Abb. 38. Schätzung der Morbiditätskinetik für Tbc-geimpfte und nicht-geimpfte Personen nach den Ergebnissen aus dem Feldversuch des Brit. Med. Res. Council [14]. Angegebene Schutzraten in Jahren nach der Vaccination: 0–2,5. Jahr: 80%; 2,5.–5. Jahr: 87%; 5.–7,5. Jahr: 71%; 7,5.–10. Jahr: 65%; 10.–15. Jahr: 63%. *y* Anzahl gesicherter Tbc-Fälle in ⁰/₀₀, *x* Jahre nach der Vaccination

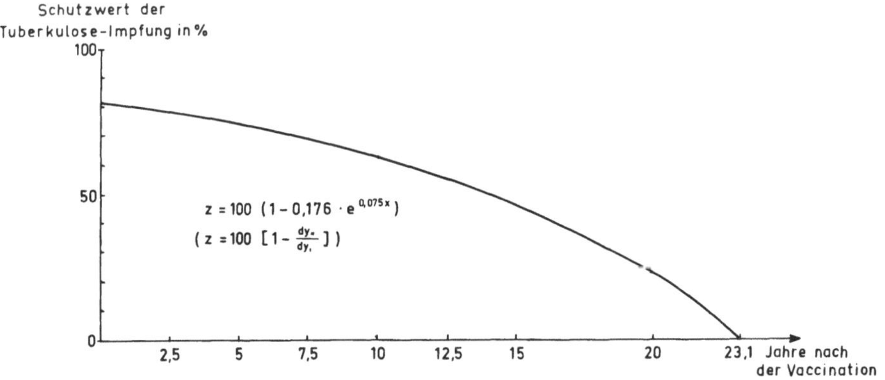

Abb. 39. Geschätzter Schutzwert (*z*) und Schutzdauer der Tuberkulose-Impfung (BCG und VBV) aus den katalytischen Kurven *y = f* (*x*) in Abb. 38

Organismus notwendig. Über biologische und serologische Studien ist das HSV in zwei distinkte klinisch relevante Typen eingeteilt worden: Herpes labialis (Typ I) und Herpes genitalis (Typ II). Weitere intratypische Einteilungen sind bisher auf serologischem Wege nicht möglich gewesen; vielmehr hat es sich herausgestellt, daß die Typ I/II-Einteilung der HSV-spezifischen Antikörperbildung mit den Methoden der serologischen Routine recht problematisch ist: An einer großen Untersuchungsserie (Tabellen 15 bis 19) konnten wir nachweisen, daß frühere optimistische Aussagen für eine einfache typenspezifische HSV-Serologie offenbar nicht zutreffen. Dagegen ließen sich mit Hilfe molekularbiologischer Techniken Virusisolate von herpesinfizierten Patienten eindeutig und reproduzierbar charakterisieren, so daß es heute möglich ist, auch intratypisch einzelne Stämme zu identifizieren. Ein klinisches Korrelat haben diese Untersuchungen (»molekulare Epidemiologie«) bisher nicht ergeben.

Nachdem bei der Cytomegalie serologische und biologische Einteilungen von CMV-Isolaten bis jetzt keine allgemein akzeptierten Ergebnisse gebracht haben, hat man jetzt auch bei diesem Virus mit der molekularbiologischen Charakterisierung begonnen. Die Fragmentationsmuster, die durch enzymatische Spaltung der gereinigten Virus-DNA mit Hilfe von Restriktionsenzymen erzeugt wurden, erwiesen sich als hochspezifisch und stabil. Dagegen stellt die Schmelzpunktbestimmung von DNA-Hybriden bei CMV – anders als bei HSV – keine geeignete Differenzierungsmöglichkeit dar, wie unsere Untersuchungen gezeigt haben (s. 4.4.4.2).

Die Anwendung von Restriktionsenzymen wird es in Zukunft gestatten, bei primären und sekundären CMV-Erkrankungen zu entscheiden, ob eine endogene oder exogene Reinfektion vorliegt, indem man Virusisolate aus Urinproben untersucht. Eine immunologisch relevante Typeneinteilung der Cytomegalie erscheint uns nach dem jetzigen Wissensstand als unwahrscheinlich. I.a. muß man annehmen, daß, wenn spezifische Antikörper in relativ hohem Titer existieren, dann eine Sekundärinfektion endogen verursacht ist. Dafür spricht auch das Fehlen einer (größeren) klinischen Symptomatik in diesen Fällen (nachweisbar durch spezifische IgM-Antikörper und durch Virusisolierungen aus Urinproben). Der Latenzort des CMV im Organismus ist allerdings anders als bei den übrigen Herpesviren bisher verborgen geblieben [57, 91], wenn auch einige Befunde – ähnlich wie bei EBV – auf den Lymphocyten deuten [36].

Im Hinblick darauf, daß bei intrauterinen Infektionen des heranwachsenden Fetus die Cytomegalie die erste Stelle unter allen möglichen Ursachen einnimmt, haben wir die Rolle der CMV-Rezidive im Verlaufe der Schwangerschaft systematisch untersucht. Dabei ergab sich ganz klar, daß nicht nur Primärinfektionen (wie bei Röteln) praenatale Infektionen setzen können, was für ein Vaccinationsprogramm von größter Bedeutung ist. Als diagnostische Möglichkeit bei der Früherkennung von Neugeboreneninfektionen ist die quantitative Serum-IgM-Bestimmung als Suchtest zweifellos von großem Wert, wie prospektive Untersuchungen gezeigt haben (s. 4.1), wird jedoch erheblich durch die virusspezifische übertroffen, insbesondere wenn diese mit einem Schwangerschaftsüberwachungsprogramm kombiniert wird (Tabelle 11). Die intrauterinen Infektionen insgesamt sind nicht so häufig, daß sie der »katalytischen« Infektionsbetrachtung hinderlich wären. Die klinische Bedeutung von CMV-Rezidiven außerhalb der Schwangerschaft bei primär Gesunden wird ähnlich wie bei EBV als relativ gering eingeschätzt. Unsere umfangreichen Untersuchungen über HSV-Reaktivierungen dagegen beweisen, daß solche Exacerbationen schwere Erkrankungen mit IgM-Stimulation hervorrufen können. Bei zwei Encephalitisfällen (Nr. 1 und 7 in Tabelle 15) war eine Vorgeschichte mit Herpes labialis bekannt. Bei den üblichen lokalisiert bleibenden Herpesrezidiven waren nur sehr selten neutralisierende IgM-Antikörper nachweisbar (Tabelle 18). Diese Ergebnisse wurden in neuester Zeit von KALIMO et al. [63] bestätigt, die mit einem Radioimmunassay auf herpesspezifische Antikörper testeten.

Seit langem ist bekannt, daß unter besonderen Bedingungen, wie z.B. einer immunsuppressiven Therapie bei Impfungen mit Lebendviren, große Komplikationsgefahren bestehen. Wegen der Möglichkeit zur latenten Infektion sollte daher jeder Herpes(lebend)impfstoff sehr skeptisch beurteilt werden, nachdem selbst bei primär Gesunden eine Rezidiverkrankung ernste organische Schädigungen hervorrufen kann.

5. Zusammenfassung

Zur Aufklärung der Populationsdurchseuchung der humanen Herpesviren – Herpes-simplex-Virus (HSV), Cytomegalievirus (CMV), Epstein-Barr-Virus (EBV), Varizellen-Zoster-Virus (VZV) – im südwestdeutschen Raum werden umfangreiche seroepidemiologische Studien durchgeführt. Mit verschiedenen Testmethoden aufgestellte Antikörperkataster werden mathematisch bearbeitet mit dem Ziel, auf der Grundlage von Longitudinaluntersuchungen die Infektionskinetik zu erfassen. Dazu werden die katalytischen Modelle nach MUENCH herangezogen, für die wir eine einfache Herleitung geben. Wir untersuchen die Durchseuchungskurven darauf, ob sie sich mit einer Exponentialkurve folgenden Typs beschreiben lassen:

$$y = k(1 - e^{-rt}) = \frac{a}{a+b}(1 - e^{-(a+b)t}) \qquad \text{mit } a = rk, \qquad (I)$$
$$r = a+b$$

$$y = \frac{a}{a-b}\,(e^{-bt} - e^{-at}) \quad \text{für } a \neq b. \tag{II}$$

a gibt die Anzahl der infektiösen Kontakte pro Person und Jahr an, b ist eine entsprechende Rückbildungsziffer (z.B. Parameter für Antikörperelimination nach durchgemachtem Infekt). Aus a läßt sich mit Hilfe der Poisson-Verteilung berechnen, wieviel Prozent der Bevölkerung 0, 1, 2, ..., x-mal einen infektiösen Kontakt erleiden. In der Seroepidemiologie der humanen Herpesviren läßt sich nur bei VZV eine stetige Exponentialkurve zur Erfassung der Infektionskinetik akzeptieren. Bei CMV, HSV und EBV zeigt sich jedoch ganz klar ein zweiphasiger Durchseuchungsverlauf, der durch die hohe postnatale Infektionsrate bedingt ist. Die relative Größe dieses ersten Durchseuchungsschubes steht innerhalb der virologischen Epidemiologie isoliert da und wurde durch hohe Fallzahlen abgesichert. Der zweite Durchseuchungsschub beginnt im Lebensalter von 10 bis 15 Jahren. Die Adaptation der theoretischen Kurven an die gemessenen Infektionsprävalenzen wird im einzelnen mit Hilfe von 95%-Vertrauensgrenzen, die auf der Grundlage der Binomialverteilung berechnet werden, für die Gesamtkurve durch χ^2-Tests überprüft. Als praxisbezogene Auswertung geben wir Wahrscheinlichkeitswerte dafür an, ab welchem Antikörperspiegel eine relativ frische Infektion angenommen werden kann.

Die am Modell der humanen Herpesviren durchgeführten Untersuchungen werden auf eine Reihe weiterer Viruskrankheiten [Enteroviren (Para)Myxoviren, Röteln, Adenoviren] sowie auf Infektionen durch Mycoplasma pneumoniae und Mycobakterium tuberculosis ausgeweitet. In den meisten Fällen gelingt wieder eine relativ gute Erfassung der Populationsdurchseuchung mit Hilfe der beiden Parameter Infektionsziffer a und Rückbildungsziffer b. An einigen Beispielen (CMV, Mumps, Influenza B) wird der testmethodische Einfluß in der Aufstellung von Durchseuchungskurven beurteilt, an weiteren Beispielen (Enteroviren, Röteln, Masern) die Persistenz der nachweisbaren Antikörper abgeschätzt. Als effizientes Anwendungsgebiet der mathematischen Modelle wird auf der Grundlage des großen Feldversuches des British Medical Research Council eine Morbiditätskinetik für Tbc-geimpfte und nichtgeimpfte Probanden erstellt und daraus Schutzwert und -dauer der Tbc-Vaccination errechnet. Da speziell in der serologischen Diagnostik eine der klinischen Chemie vergleichbare Standardisierung der Testresultate fehlt, finden solche mathematischen Auswertungen in der Epidemiologie von Infektionskrankheiten zunehmend mehr Beachtung.

Um die Rolle der intrauterinen Infektion für unsere epidemiologischen Auswertungen abzuklären, führen wir zwei prospektive Studien durch: Einmal untersuchen wir in Form eines »screenings« die quantitative und virusspezifische IgM-Antikörperbildung im Nabelschnurblut Neugeborener, zum anderen beschäftigen wir uns ausführlich mit der Rolle von CMV-Reinfektion für Schwangerschaft und Kindesentwicklung. Die Untersuchungen ergeben, daß die rezidivierende Cytomegalie als Modell einer meist subklinisch verlaufenden Herpesvirusreinfektion im Hinblick auf den Schwangerschaftsverlauf von größter Bedeutung ist: Frauen mit klinisch unauffälligen CMV-Rezidiven während der Schwangerschaft haben signifikant häufiger CMV-infizierte Neugeborene als Frauen ohne Cytomegalie. Der virusspezifische IgM-Antikörpertest stellt bei der Diagnostik dafür ein unentbehrliches Hilfsmittel dar, da es in der Regel nicht zu Antikörpertiteranstiegen kommt. Cytomegalie gilt heute als die wichtigste Ursache für neurologische Defektentwicklungen beim Kind.

Als experimenteller Beitrag zur Standardisierung der virusserologischen Arbeitstechnik wird dabei ein Enzymimmuntest (ELIZA) zum Nachweis virusspezifischer IgM-Antikörper erprobt. Er weist eine sehr gute Übereinstimmung zur Technik der indirekten Immunfluorescenz auf.

Als Beispiel der klinisch auffälligen durch Herpesviren verursachten Rezidiverkrankung werden anhand eines umfangreichen Untersuchungsgutes serodiagnostische Möglichkeiten zum Nachweis und zur Typendifferenzierung von Herpes-simplex-Infektionen durchgearbeitet (KBR, IFT, ACIFT, NT, IgM-Antikörpernachweis). Wir fanden, daß selbst bei Verwendung von präparativ gereinigten Viruspartikeln in der KBR (als wichtigste Routinemethode) keine Verbesserung einer serologischen HSV-Typendiagnose zu erreichen ist, vielmehr der Neutralisationstest weiterhin die dafür geeignete Routinemethode bleibt. Mit dem Einsatz der isolierten Serum-IgM-Fraktion, die mittels einer Kombination von FITC-Antikörpermarkierung und Gradientenultrazentrifugation für Routinezwecke leicht durchführbar wird, in den NT lassen sich zuverlässig schwere HSV-Infektionen (Meningitis, Encephalitis) diagnostizieren; einfache lokalisiert bleibende HSV-Rezidive führen offenbar nur sehr selten zu einer nachweisbaren IgM-Antikörpersynthese. Eine Differenzierung der Antikörperbildung gegen das Nukleokapsid und gegen das Envelope des HSV zeigt, daß die Virushülle ein stärkeres Antigen darstellt. Bei Cytomegalie dagegen finden wir eine deutlich raschere und stärkere Antikörperbildung gegen das Nukleokapsid. Die klinische Bedeutung dieses Befundes bleibt weiter zu untersuchen.

Bei CMV-infizierten Patienten können wir serologisch auch nicht mit dem NT in der Literatur wiederholt behauptete Typen- bzw. Stammdifferenzierungen, die für die Frage einer exogenen Reinfektion wichtig sind, sichern. Dies gelingt nur mit Hilfe aufwendiger molekularbiologischer Techniken (Fragmentationsmuster der isolierten Virus-DNA durch die Restriktionsenzyme ECo R1 und Bam 1). Wie aus den Schmelzkurvenbestimmungen von DNA-Hybriden verschiedener CMV-Stämme hervorgeht, sind die nachgewiesenen Stammdifferenzierungen jedoch vergleichsweise (zu HSV) gering und erlauben bis jetzt keine HSV-analoge Typeneinteilung.

Herrn Prof. Dr. Dr. R. Haas, em. Direktor des Hygiene-Institutes der Universität Freiburg, und Herrn Prof. Dr. K. Munk, Direktor des Institutes für Medizinische Virologie der Universität Heidelberg, bin ich für freundliche Förderung und vielfältige kritische Anregung bei der Durchführung der Untersuchungen und Abfassung der vorliegenden Arbeit zu großem Dank verpflichtet. Ebenso gilt mein ganz besonderer Dank Herrn Prof. Dr. H. Schmitz, Freiburg, für die Einführung in spezielle Methoden der klinischen Virologie sowie für eine vielfach gewährte praktische Unterstützung meiner Arbeit.

Literatur

1. ALBRECHT, T., RAPP, F.: Malignant transformation of hamster embryo fibroblasts following exposure to ultraviolet-irradiated human cytomegalovirus. Virology **55**, 53–61 (1973)

2. ALFORD, C.A.: The immunologic status of the newborn. Hosp. Pract. **5**, 88–92 (1970)

3. ALFORD, C.A., JR., STAGNO, S., REYNOLDS, D.W.: Diagnosis of chronic perinatal infections. Amer. J. Dis. Child. **129**, 455–463 (1975)

4. AL-NAKIB, W., BEST, J.M., BANATVALA, J.E.: Rubella-specific serum and nasopharyngeal immunoglobulin responses following naturally acquired and vaccine-induced infection. Prolonged persistence of virus-specific IgM. Lancet **1975 I**, 182–185

5. ANDERSEN, H.K.: Complement-fixing and virus neutralizing antibodies in cytomegalovirus infections as measured against homologous and heterologous antigens. Acta path. microbiol. scand. **B 78**, 504–508 (1970)

6. AURELIAN, L.: Possible role of herpesvirus hominis, Type 2, in human cervical cancer. Fed. Proc. **31**, 1651–1659 (1972)

7. BACK, A.F., SCHMIDT, N.J.: Reactivity of envelope, capsid, and soluble antigens of herpesvirus hominis types 1 and types 2 in the indirect hemagglutination test. Infect. Immun. **10**, 102–106 (1974)

8. BEKESSY, A., MOLINEAUX, L., STOREY, J.: Estimation of incidence and recovery rates of Plasmodium falciparum parasitaemia from longitudinal data. Bull. Wld Hlth Org. **54**, 685–690 (1976)

9. BENJAMIN, D.R.: Rapid typing of herpes simplex virus strains using the indirect immunoperoxidase method. Appl. Microbiol. **28**, 568–571 (1974)

10. BERGER, J.: Zur Infektionskinetik bei Toxoplasmose, Röteln, Mumps und Zytomegalie. Zbl. Bakt., I. Abt. Orig. A **224**, 503–522 (1973)

11. BERGER, J.: Anwendung mathematischer Verfahren in der Epidemiologie von Infektionskrankheiten. Studien anhand eines mathematischen Modells. In: Kirchhoff-Langer (Hrsg.): Toxoplasmose. Prakt. Fragen und Ergebnisse. Stuttgart: G. Thieme-Verlag 1971

12. BIRNBAUM, G., LYNCH, J.I., MARGILETH, A.M., LONGERGAN, W.M., SEVER, J.L.: Cytomegalovirus infections in newborn infants. J. Pediat. **75**, 789–795 (1969)

13. Bonin, O.: Quantitativ-virologische Methodik. Stuttgart: G. Thieme-Verlag 1973

14. British Medical Research Council: BCG and vole bacillus vaccines in the presention of tuberculosis in adolescence and early adult life. Bull. Wld Hlth Org. **46**, 371–385 (1972)

15. Butler, W.R.: The epidemiological approach to intrauterine infections. In: Ciba Foundation Symposium 10 (new series), 1974

16. Craig, C.P., Nahmias, J.: Different patterns of neurologic involvement with herpes simplex virus types 1 and 2: Isolation of herpes simplex type 2 from the buffy coat of two adults with meningitis. J. infect. Dis. **127**, 365–372 (1973)

17. Darai, G., Munk, K.: Human embryonic lung cells abortively infected with herpesvirus hominis type 2 show some properties of cell transformation. Nature (Lond.) New Biol. **241**, 268–269 (1973)

18. Doerr, H.W.: Neutralisierende Coxsackievirus B-Antikörper bei Myokarditis und Pleurodynie. Dtsch. med. Wschr. **98**, 1396–1400 (1973)

19. Doerr, H.W., Gross, G., Schmitz, H., Enders, G.: Neutralising serum IgM antibodies in infections with herpes simplex virus hominis. Med. Microbiol. Immunol. **162**, 183–192 (1976)

20. Doerr, H.W., Haas, R., Mross, F., Baron, M., et al.: Quantitativer und virusspezifischer IgM-Nachweis in Nabelschnurblut Neugeborener. Immun. Infekt. **6**, 278–280 (1975)

21. Doerr, H.W., Lehmair, H., Schmitz, H., Kampa, D., Luthardt, Th.: Simple mathematical deductions in the seroepidemiology of viral infections. I. Herpesvirus group (Herpesvirus hominis, Varicella-Zoster-Virus, Cytomegalovirus, Epstein-Barr-Virus). Zbl. Bakt., I. Abt. Orig. A **238**, 149–164 (1977)

22. Doerr, H.W., Rau, M., Schmitz, H.: Typing of herpesvirus simplex hominis 1 and 2 by indirect immunofluorescence. Med. Microbiol. Immunol. **159**, 137–140 (1974)

23. Doerr, H.W., Schmitz, H., Petersen, E.E.: Antikörperbildung gegen das Nukleokapsid und das Envelope des Herpes simplex Virus hominis. Zbl. Bakt., I. Abt. Orig. A **227**, 348–354 (1974)

24. Doerr, H.W., Schweiss, H.-D., Henninger, K., Sochanik, H.: Simple mathematical deductions in the seroepidemiology of viral infections. II. (Para)Myxovirus (Measles, Mumps, Influenza B), rubella, enteroviruses (Polio, Coxsackie), adenoviruses, and mycoplasma pneumoniae. Zbl. Bakt., I. Abt. Orig. A **238**, 165–176 (1977)

25. Duff, R., Rapp, F.: Properties of hamster embryo fibroblasts transformed in vitro after exposure to ultraviolet-irradiated herpes simplex virus type 2. J. Virol. **8**, 469–477 (1971)

26. Elek, S.D., Stern, H.: Development of a vaccine against mental retardation caused by cytomegalovirus infection in utero. Lancet **1974 I**, 1–5

27. Embil, J.A., Ozere, R.L., Haldane, E.V.: Congenital cytomegalovirus infection in two siblings from consecutive pregnancies. J. Pediat. **77**, 417–421 (1970)

28. Enders, G.: Röteln und Schwangerschaft. Gynäkologe **10**, 15–30 (1975)

29. Enders, G.: Masernstandardserum – Ringversuch. Med. Landesunters.-Amt, Stuttgart (1975)

30. Enders, G., Haas, R., Luthardt, Th.: Virusinfektionen in der Schwangerschaft. Med. Klin. **68**, 1643–1646 (1973)

31. European Group for Rapid Laboratory Viral Diagnosis: XVI. Symposium of the European Association against virus diseases. Amsterdam 1977

32. Evans, A.S., Niederman, J.C., McCollum, R.W.: Seroepidemiologic studies of infectious mononucleosis with EB virus. New Engl. J. Med. **279**, 1121–1127 (1968)

33. Frenkel, N., Roizman, B., Cassai, E., et al.: A DNA fragment of herpes simplex 2 and its transcription in human cervical cancer tissue. Proc. nat. Acad. Sci. (Wash.) **69**, 3784–3789 (1972)

34. FALK, W., GLAWOGGER, F.: Rötelnvirus- und Zytomegalievirus-Durchseuchung der weiblichen Bevölkerung. Wien. med. Wschr. **17/18**, 267–271 (1974)
35. FEORINO, P.M., PALMER, E.L.: Incidence of antibody to envelope antigen of herpes simplex virus type 2 among patients with cervical carcinoma and matched controls. J. infect. Dis. **127**, 732–735 (1973)
36. FIALA, M., EDMONDSON, L., GUZE, L.B.: Simplified method for insolation of cytomegalovirus and demonstration of frequent viremia in renal transplant patients. Proc. Soc. exp. Biol. (N.Y.) **144**, 871–875 (1973)
37. FORGHANI, B., SCHMIDT, N.J., LENNETTE, E.H.: Solid-phase radioimmunoassay for identification of herpesvirus hominis types 1 and 2 from clinical materials. Appl. Microbiol. **28**, 661–667 (1974)
38. GEDER, I., SKINNER, G.R.B.: Differentiation between type 1 and type 2 strains of herpes simplex virus by an indirect immunofluorescent technique. J. gen. Virol. **12**, 179–182 (1971)
39. GEIGY, A.G., Pharma: Documenta Geigy. 7. Auflage. Basel 1969
40. GOLUBJATNIKOW, R., ALLEN, V.D., STEADMAN, M., BLANCARTE, M.D.P.O., INHORN, S.L.: Prevalence of antibodies to Epstein-Barr-virus, Cytomegalovirus, and Toxoplasma in a mexican highland community. Amer. J. Epidem. **97**, 116–124 (1972)
41. GUPTA, P., JEOR., S.ST., RAPP, R.: Comparsion of the polypeptides of serveral strains of human cytomegalovirus. J. gen. Virol. **34**, 447–454 (1977)
42. HAAS, R., DOERR, H.W., PETERSEN, E.E., SCHMITZ, H.: Über die Vergleichbarkeit virusserologischer Befunde. Ein Beitrag zur Frage des Standardprinzipes in der Virusdiagnostik. Bundesgesundheitsblatt **20**, 189–294 (1977)
43. HAAS, R., PETERSEN, E.E., NEUMANN, D., DOERR, H.W., et al.: Untersuchungen über die Immunitätslage gegen Poliomyelitis. Ergebnisse einer kooperativen Studie der Deutschen Vereinigung zur Bekämpfung der Kinderlähmung und anderer Viruskrankheiten. Dtsch. med. Wschr. **100**, 3–8 (1975)
44. HAINES, H.G., ESSEN, R. v., BENYESH-MELNICK, M.: Preparation of specific antisera to cytomegaloviruses in goats. Proc. Soc. exp. Biol. (N.Y.) **138**, 846–849 (1971)
45. HAIRSTON, N.G.: On the mathematical analysis of shistosome populations. Bull. Wld Hlth Org. **33**, 45–62 (1965)
46. HANSHAW, J.B.: Herpesvirus hominis infections in the fetus and the newborn. Amer. J. Dis. Child. **126**, 546–565 (1973)
47. HANSHAW, J.B., SCHULTZ, F.W., MELISH, M.M., DUDGEON, J.A.: Congenital cytomegalovirus infection. In: Intrauterine infections. Ciba Foundation Symposium 10 (new series) 1974
48. HANSHAW, J.B., STEINFELD, H.I., WHITE, C.J.: Fluorescent antibody test for Cytomegalovirus macroglobulin. New Engl. J. Med. **12**, 566–570 (1968)
49. HAYWARD, G.S., FRENKEL, N., ROIZMAN, B.: Herpes simplex virus DNA: strain differences and heterogeneity in the location of the restriction endonuclease cleavage sites. Proc. nat. Acad. Sci. (Wash.) **72**, 1768–1772 (1975)
50. HENLE, G., HENLE, W.: Immunofluorescence in cells derived from Burkitt's lymphoma. J. Bact. **91**, 1248–1256 (1966)
51. HENLE, G., HENLE, W., CLIFFORD, P., DIEHL, V., et al.: Antibodies to Epstein-Barr virus in Burkitt's lymphoma and control groups. J. nat. Cancer Inst. **43**, 1147–1157 (1969)
52. HENNEBERG, G., ANTONIADIS, G.: Virologische Untersuchungen über das Vorkommen von komplementbindenden Antikörpern gegen das Cytomegalievirus in Berlin-West. Zbl. Bakt. I. Abt. Orig. **213**, 416–427 (1970)
53. HO, M., SUWANSIRIKUL, S., DOWLING, J.N., YOUNGBLAND, L.A., ARMSTRONG, J.A.: The transplanted kidney as a source of cytomegalovirus infection. New Engl. J. Med. **22**, 1109–1112 (1975)

54. HONESS, R.W., POWELL, K.L., ROBINSON, D.J., SIM, C., WATSON, D.H.: Type specific and type common antigens in cells infected with herpes simplex virus type 1 and on the surfaces of naked and enveloped particles of the virus. J. gen. Virol. **22**, 159–169 (1974)

55. HUANG, E.S., CHEN, S.T., PAGANO, J.S.: Human cytomegalovirus I. Purification and characterization of viral DNA. J. Virol. **12**, 1473–1481 (1973)

56. HUANG, Y.T., HUANG, E.S., PAGANO, J.S.: Antisera to human cytomegaloviruses prepared in the guinea pigs: Specific immunofluorescence and complement fixation tests. J. Immunol. **112**, 528–532 (1974)

57. HUANG, E.S., KILPATRICK, B.A., HUANG, Y.T., PAGANO, J.S.: Detection of human cytomegalovirus and analysis of strain variation. Yale J. Biol. Med. **49**, 29–44 (1975)

58. IPSEN, J., FEIGL, P.: A biomathematical model for prevalence of trichomonas vaginalis. Amer. J. Epidem. **91**, 1975–1985 (1970)

59. JONCAS, J.H.: Clinical significance of the EB herpesvirus infection in man. Progr. med. Virol. **14**, 200–240 (1972)

60. JONCAS, J.H., MENEZES, J., HUANG, E.S., PAGANO, J.S.: Persistent CMV and EBV genomes in lymphoblastoid cell lines from an infant, after congenital infection. Third International Congress for Virology, Madrid, 1975

61. JUST, M., BUERGIN-WOLFF, A., EMOEDI, G., HERNANDEZ, R.: Immunisation trials with live attenuated cytomegalovirus twon 125. Infect. **3**, 111–114 (1975)

62. KALIMO, K.O.K., MARTTILA, R.J., GRANFORS, G., VILJANEN, M.: Solid-phase radio-immunoassay of human immunoglobulin M and immunoglobulin G antibodies against herpes simplex virus type 1 capsid, envelope, and excreted antigens. Infect. Immun. **15**, 883–889 (1977)

63. KALIMO, K.O.K., ZIOLA, B.R., VILJANEN, M.K., GRANFORS, K., TOIVANEN, P.: Solid-phase radio-immunoassay of herpes simplex virus IgG and IgM antibodies. J. Immunol. Methods **14**, 183–195 (1977)

64. KILPATRICK, B.A., HUANG, E.S., PAGANO, J.S.: Analysis of cytomegalovirus genomes with restriction endonucleoses Hin D III and Eco R-1. J. Virol. **18**, 1095–1105 (1976)

65. KLEIN, G.: Herpesviruses and oncogenesis. Proc. nat. Acad. Sci. (Wash.) **69**, 1056–1064 (1972)

66. KLEIN, R.J.: Pathogenetic mechanisms of recent herpes simplex virus infections. Arch. Virol. **51**, 1–13 (1976)

67. KRECH, U., JUNG, M.: Antigenic relationship between human herpes viruses. Arch. ges. Virusforsch. **33**, 288–295 (1971)

68. KRECH, U.H., JUNG, M., JUNG, F.: Cytomegalovirus infections of man. Basel: S. Karger Verlag 1971

69. KRECH, U., KUNJAJEV, Z., JUNG, M.: Congenital cytomegalovirus infection in siblings from consecutive pregnancies. Helv. paediat. Acta **26**, 355–362 (1971)

70. LAFAYE, A.: Un model exponentiel simple la fonction catalytique en epidemiométrie tuberculinique. Bull. Org. mond. Santé **54**, 633–643 (1976)

71. LAMERZ, R., FATEH-MOGADAM, A., KNEDEL, M.: Zur quantitativen immunologischen Bestimmung von Serumproteinen. Z. klin. Chem. **11**, 491–496 (1973)

72. LANG, D.J.: Cytomegalovirus infections in organ transplantation and post transfusion. Arch. ges. Virusforsch. **37**, 365–377 (1972)

73. LANGENHUYSEN, M.M.A.C., THÉ, T.H., NEWEG, H.O., KAPSENBERG, J.G.: Demonstration of IgM cytomegalovirus antibodies as an aid to early diagnosis in adults. Clin. exp. Immunol. **6**, 387–393 (1970)

74. LEINIKKI, P.: Immunofluorescent assay of herpesvirus type 1 and 2 antibodies in rabbit and human sera. Arch. ges. Virusforsch. **35**, 349–355 (1971)

75. LENNETTE, E.H., SCHMIDT, N.J. (Hrsgb.): Diagnostic procedures for viral and rickettsial infections. Amer. Publ. Hlth Ass., 4. Auflage, 1969

76. LUTHARDT, TH.: Cytomegalie. Bücherei des Pädiaters, Heft 75. Stuttgart: F. Enke-Verlag 1976

77. LUTHARDT, TH., NEUFANG, A., NEUFANG, G., REUSSNER, L.: Cytomegalie-Virus-Infektionen im Säuglingsalter. Epidemiologie-Diagnostik-Klinik. Mschr. Kinderheilk. 122, 500–501 (1974)

78. MACDONALD, G.: The dynamics of helmith infections with special reference to shistosomes. Trans. roy. Soc. trop. Med. Hyg. 69, 489–506 (1965)

79. MARTIN, M.L., PALMER, E.L., KISSLING, R.E.: Complement-fixing antigens of herpes simplex virus types 1 and 2: Reactivity of capsid, envelope, and soluble antigens. Infect. Immun. 5, 248–254 (1972)

80. MARX, J.L.: Cytomegalovirus: A major cause of birth defects. Science 190, 1184–1186 (1975)

81. MILLER, G.: Epstein-Barr herpesvirus and infectious mononucleosis. Progr. med. Virol. 20, 84–112 (1975)

82. MUENCH, H.: Catalytic models in epidemiology. Cambridge/Mass.: Harvard University Press 1959

83. NAHMIAS, A., DEL BUONO, I., PIPKIN, J., HUTTON, R., WICKLIFFE, C.: Rapid indentification and typing of herpes simplex virus types 1 and 2 by a direct immunofluorescence technique. Appl. Microbiol. 22, 455–458 (1971)

84. NAHMIAS, A.J., DEL BUONO, I., SCHNEWEIS, K.E., GORDON, D.S., THIES, D.: Type-specific surface antigens of cells infected with herpes simplex virus (1 and 2). Proc. Soc. exp. Biol. (N.Y.) 138, 21–27 (1971)

85. NAHMIAS, A.J., DOWDLE, W.R.: Antigenic and biologic differences in herpesvirus hominis. Progr. med. Virol. 10, 110–159 (1968)

86. NAHMIAS, A.J., JOSEY, W.L., NAIB, Z.M., LUCE, G.F., DUFFEY, A.: Antibodies to herpesvirus hominis types 1 and 2 in humans. I. Patients with genital herpetic infections. Amer. J. Epidem. 91, 539–546 (1970)

87. NAHMIAS, A.J., JOSEY, W.E., NAIB, Z.M., LUCE, C.F., GUEST, B.A.: Antibodies to herpesvirus hominis types 1 and 2 in humans. II. Women with cervical cancer. Amer. J. Epidem. 91, 547–552 (1970)

88. NAHMIAS, A.J., ROIZMAN, B.: Infection with herpes-simplex viruses 1 and 2. New Engl. J. Med. 289, 667–674 (I), 719–725 (II), 781–789 (III) (1973)

89. NAIB, Z.M., NAHMIAS, A.J., JOSEY, W.E.: Cytology and histopathology of cervical herpes simplex. Cancer (Philad.) 19, 1026–1040 (1966)

90. NASEMANN, TH.: Viruskrankheiten der Haut, der Schleimhäute und des Genitales. Stuttgart: G. Thieme-Verlag 1974

91. PAGANO, J.S.: Diseases and mechanisms of persistant DNA virus infection: Latency and cellular transformation. J. infect. Dis. 132, 209–223 (1975)

92. PAGANO, J.S.: Prevention of infections with cytomegalovirus. Yale J. Biol. Med. 49, 59–62 (1976)

93. PALMER, E.L., MARTIN, M.L., WARFIELD, D.T.: Preparation of type 2 herpes simplex virus complement-fixing antigen. Appl. Microbiol. 22, 925–927 (1971)

94. PAUL, J.R., WHITE, C.: Serological epidemiology. New York and London: Academic press 1973

95. PAULS, F.P., DOWDLE, W.: A serologic study of herpesvirus hominis strains by micro-neutralization tests. J. Immunol. 98, 941–947 (1967)

96. PEREIRA, L., CASSAI, E., HONESS, R.W., ROIZMAN, B., et al.: Variability in the structural polypeptides of herpes simplex virus 1 strains: Potential application in molecular epidemiology. Infect. Immun. 13, 211–220 (1976)

97. PFLANZ, M.: Allgemeine Epidemiologie. Stuttgart: G. Thieme-Verlag 1973

98. PLOTKIN, S., FURUKAWA, T., ZYGRAICH, N., VAMOS, E., HAYGDEN, C.: Candidate cytomegalovirus strain for vaccination. Infect. Immun. **12**, 521–527 (1975)

99. PLUMMER, G.: A review of the identification and titration of antibodies to herpes simplex viruses type 1 and type 2 in human sera. Cancer Res. **33** 1469–1476 (1973)

100. PLUMMER, G.: Cytomegaloviruses of man and animals. Progr. med. Virol. **15**, 92–125 (1973)

101. POPE, J.H., HORNE, M.K., SCOTT, W.: Identification of the filtrable leucocyte-transforming factor of QIMRWIL cells as herpes-like virus. Int. J. Cancer **4**, 255–260 (1969)

102. QUEVEDO, M., TODT, R., LUTHARDT, TH., SIEBERT, W.: Cytomegalievirus-KBR in der Mikrotechnik. Ärztl. Lab. **8**, 293–299 (1971)

103. RAPP, F., DUFF, R.: In vitro cell transformation by herpes viruses. Fed. Proc. **31**, 1660–1668 (1972)

104. RATCLIFFE, J.: The differentiation of herpes simplex virus type 1 and type 2 by temperature markes. J. gen. Virol. **13**, 181–183 (1971)

105. RAWLS, W.E., IWAMOTO, K., ADAM, E., MELNICK, J.L.: Measurement of antibodies to herpesvirus types 1 and 2 in human sera. J. Immunol. **104**, 599–606 (1969)

106. RAWLS, W.E., TOMPKINS, W.A.F., FIGUEROA, M.E., MELNICK, J.L.: Herpesvirus type 2 – Association with carcinoma of the cervix. Science **161**, 1255–1256 (1968)

107. ROWE, W.P., HARTLEY, J.W., WATERMAN, S., TURNER, A.C., HUEBNER, R.J.: Cytopathogenic agent resembling human salivary gland virus recovered from tissue cultures of human adenoids. Proc. Soc. exp. Biol. (N.Y.) **92**, 418–424 (1956)

108. SCHMIDT, N.J., FORGHANI, B., LENNETTE, E.H.: Type specifity of complement-requiring and immunoglobulin M neutralizing antibody in initial herpes simplex virus infections of humans. Infect. Immun. **12**, 728–732 (1975)

109. SCHMITZ, H., DOERR, H.W., KAMPA, D., VOGT, A.: Solid-phase enzyme-immunoassay for IgM antibodies to cytomegalovirus. J. clin. Microbiol. **5**, 629–634 (1977)

110. SCHMITZ, H., DOERR, H.W., OBRIG, M.: Envelope and nucleocapsid antigens of cytomegalovirus (CMV). Med. Microbiol. Immunol. **161**, 155–162 (1975)

111. SCHMITZ, H., KAMPA, D., DOERR, H.W., LUTHARDT, TH., WUERTELE, A.: IgM antibodies to cytomegalovirus during pregnancy. Arch. Virol. **53**, 177–184 (1977)

112. SCHMITZ, H., KRAINICK-RIECHERT, C.M.: Simple detection of fluorescent stained IgM in sucrose gradients: Demonstration of virus-specific IgM. Intervirol. **3**, 353–358 (1974)

113. SCHMITZ, H., HAAS, R.: Determination of different cytomegalovirus immunoglobulins (IgA, IgG, IgM) by immunofluorescence. Arch. ges. Virusforsch. **37**, 131–140 (1972)

114. SCHMITZ, H., SCHERER, M.: IgM antibodies to Epstein-Barr virus in infectious mononucleosis. Arch. ges. Virusforsch. **37**, 332–339 (1972)

115. SCHNEWEIS, K.E., BRANDIS, H.: Typendifferenzen beim Herpes simplex Virus. Zbl. Bakt., I. Abt. Orig. **183**, 556–558 (1961)

116. SCHNEWEIS, K.E., NAHMIAS, A.J.: Antigens of herpes simplex virus type 1 and 2 – immunodiffusion and inhibition passive hemagglutination studies. Z. Immun.-Forsch. **141**, 471–487 (1970)

117. SCHNEWEIS, K.E., REYNOLDS, J.D., ROSSKOPP, D., SOMMERHÄUSER, H.: Vergleichende Typisierung von Herpes simplex-Virus Stämmen mit serologischen und biologischen Methoden. Zbl. Bakt., I. Abt. Orig. A **227**, 331–338 (1974)

118. SCHNEWEIS, K.E., WOLFF, M.H., MARKLEIN, G., STIFTER, G.: Untersuchungen mit der IgM-Fraktion von Patientenseren bei verschiedenen Viruserkrankungen. Z. Immun.-Forsch. **147**, 236–249 (1974)

119. SEVER, J.L. (Hrsgb.): Immunological responses to perinatal infections. J. Pediat. **75**, 111 ff (1969)

120. SKARE, J., SUMMERS, W.P., SUMMERS, W.C.: Structure and function of herpes virus genomes. I. Camparison of five HSV-1 and two HSV-2 strains by cleavage of their DNA with Eco RI restriction endonuclease. J. Virol. **15**, 726–732 (1975)

121. SKINNER, G.R.B., HARTLEY, C., WHITNEY, J.E.: Detection of type-specific antibody to herpes simplex virus 1 and 2 in human sera by complement-fixation tests. Arch. Virol. **50**, 323 (1976)

122. SKINNER, G.R.B., THOULESS, M.E., TRUEMAN, S., EDWARDS, J., GIBBS, A.J.: Serological relatedness of herpes simplex viruses; type-specifity of antibody response. Immunology **31**, 481–494 (1976)

123. SKINNER, G.R.B., WHITNEY, J.E., HARTLEY, C.: Prevalence of type-specific antibody against type 1 and 2 herpes simplex virus in women with abnormal cervical cytology; evidence towards pre-pubertal vaccination of sero-negative female subjects. Arch. Virol. **54**, 211–221 (1977)

124. SMITH, I.W., PENTHERER, J.F., MACCALLUM, F.O.: The incidence of herpesvirus hominis antibodies in the population. J. Hyg. Canb. **65**, 305–407 (1967)

125. SOHIER, R., FREUND, R.J., DE-THÉ, G., DAY, N.E., et al.: Seroepidemiology of herpesvirus type Epstein-Barr in blood donors from communities around Lyon. Amer. J. Epidem. **99**, 414–424 (1973)

126. STAGNO, S., REYNOLDS, D.W., ALFORD, C.A.: Congenital cytomegalovirus (CMV) infection in two consecutive pregnancies. Clin. Res. **21**, 124 (1973)

127. STERN, H., ELEK, S.D.: The incidence of infection with cytomegalovirus in a normal population. A serological study in Greater London. J. Hyg. (Lond.) **63**, 79–87 (1965)

128. STERN, H., TUCKER, S.M.: Prospective study of cytomegalovirus infection in pregnancy. Brit. med. J. **1973** I, 268–270

129. STIESS, G., BERTHOLD, H.: Immunglobuline bei der akuten Hepatitis. Verh. dtsch. Ges. inn. Med. **79**, 635–637 (1973)

130. STOLL, H.U.: Zytomegalievirusausscheidung bei gesunden Kindern im ersten Lebensjahr. Schweiz. med. Wschr. **104**, 468–472 (1974)

131. STYBLO, K., MEIJER, J., SUTHERLAND, A.: La transmission du bacille tuberculeux. Bull. Org. mond. Santé **41**, 137–178 (1969)

132. SUGINO, W.M., KINGSBURY, D.T.: DNA homologies between strains of herpes simplex virus. Virology **71**, 605–608 (1976)

133. SUMAYA, C.V., HENLE, H., HENLE, G., SMITH, M.H.D., LEBLANC, D.: Seroepidemiological study of Epstein-Barr-virus infections in a rural community. J. infect. Dis. **131**, 403–408 (1974)

134. TOMLINSON, A.H., MACCALLUM, F.O.: The incidence of complement-fixing antibodies to varicella-zoster virus in hospital patients and blood doners. J. Hyg. (Lond.) **68**, 411–416 (1970)

135. TRAENHART, O., HÖHER, P.G., KUWERT, E.: Der epidemiologische Aussagewert der katalytischen Wachstumskurve für Populationsimmunität und Impfindikation am Beispiel einer Polio-Typ I-Epidemie im Ruhrgebiet. Z. med. Mikrobiol. Immunol. **156**, 175–193 (1971)

136. U.S. DEPARTMENT OF HEALTH, EDUCATION AND WELFARE: CDC standard rubella hemagglutination inhibition test. Centor f. Disease Control, Atlanta (1970)

137. VOLLER, A., BIDWELL, D.E.: Enzyme-immunoassay for antibodies in measles, cytomegalovirus infections and after rubella vaccination. Brit. J. exp. Path. **57**, 243–247 (1976)

138. WELLER, T.H., HANSHAW, J.B., SCOTT, D.E.: Serologic differentiation of viruses responsible for cytomegalic inclusion disease. Virology **12**, 130–132 (1960)

139. WENTWORTH, B.B., ALEXANDER, E.R.: Seroepidemiology of infections due to members of the herpesvirus group. Amer. J. Epidem. **94**, 496–507 (1971)

140. WILKIE, N.M., CLEMENTS, J.B., MACNAB, J., SUBAK-SHARPE, J.H.: The structure and biological properties of herpes simplex virus DNA. Cold Spr. Harb. Symp. quant. Biol. **39**, 657–666 (1974)
141. WOLF, H.: A procedure for simultaneous preparation of large amounts of DNA and RNA by the use of potassium iodide gradients. Analyt. Biochem. **68**, 505–511 (1975)
142. ZUR HAUSEN, H.: Oncogenic Herpes viruses (Übersicht). Biochim. Biophys. Acta (Amst.) **417**, 25–53 (1975)
143. ZUR HAUSEN, H., SCHULTE-HOLTHAUSEN, H., KLEIN, G., HENLE, W., et al.: EB-virus DNA in biopsies of Burkitt tumors and anaplastic carcinomas of the nasopharynx. Nature (Lond.) **228** 1056–1057 (1970)

Addendum:

144. DOERR, H.W., KÜNZLER, A., SCHMITZ, H.: Cytomegalovirus (CMV) strain differentiation by DNA restriction analysis. Oncology (im Druck)
145. KÜNZLER, A.: Cytomegalievirus: Stammdifferenzierung und Virusgenomnachweis im Urin. Inaug.-Diss., Freiburg 1977

ERRATUM

B e t r.: Sitzungsberichte der Heidelberger Akademie der Wissenschaften
        Mathematisch-naturwissenschaftliche Klasse
        Jahrgang 1978, 1. Abhandlung
        Springer-Verlag Berlin Heidelberg New York 1978

Abkürzung für Enzymimmuntest

richtig: ELISA (Enzyme-linked immunosorbent assay)
